目力の秘密

めぢからのひみつ

井上眼科病院院長
若倉雅登

人間と歴史社

はじめに――「本当の目力」

上田桃子さんは、実力、人気ともに日本の女子プロゴルフ界のトップスターになりつつあります。先日、彼女を特集したテレビ番組の中のインタビューで、「自分の中で一番気に入っているところはどこですか？」との質問に、「目」と答えていました。理由は「その目力が好き」ということでした。

この「目力《めぢから》」という言葉を、最近耳にするようになりました。これは辞書に載っているような正式な日本語ではなく、それに相当する英語も思いつきませんが、ウェブで検索すると夥しい件数のサイトが出てきます。目力を鍛えるとかいうゲームもあり、化粧品名にも出てきます。その大半の「目力」の意味するところは、外見的な目の印象、目の表情であり、「目力がある」「目力が強い」「目力アップ」というように使われています。

「目」は人と会ったり、話したりする時に最初に見るところであり、目の印象は人を惹きつける力さえ持っています。

目に隈取りをして、カッと見開いて睨みつける歌舞伎の見せ場のような表情は確かに印象に残りますが、仏像の慈愛深いやさしい目や、剣豪が心を集中させるときの半眼も「目力」を感じさせます。

つまり「目力」とは単に目の表情だけでなく、その奥深くから湧き出てくる力でありましょう。「力」にも能力、腕力、筋力といろいろありますが、文字通り一番目立つところについている「目」だからこそ、その力が人に強い印象を与えるのです。

しかし、毎日毎日、眼科医として目の診察をしている私から言えば、本当の目力とはそのような外見だけの力だけではありません。当然のことなので、却ってみな気づきませんが、「目」には「ものを見る」という驚異的な機能と、莫大なエネルギーが宿っています。それがその人の精神活動を支え、表情や言葉、さらには行動となって表現されるため、人は「目」に魅了されるのです。

では、「目」の驚異的機能と、その奥に潜む莫大なエネルギーとは何でしょう？

簡単に言えば、情報入力の八〇％以上を占めるとされる視覚情報を吟味して考えたり、処理する人間の「目」と「大脳」のとてつもないパワーです。

本書では、そういう「目」に潜む莫大なエネルギーの秘密をさまざまな角度から解き明かしてみたいと思います。そしてどう利用するのがいいのか、もしそういう機能に不都合、不調が生じた場合はどういう状態になり、それにどう対処すべきかを明かします。

また、このような「目力」を縦糸に、私の専門とする神経眼科、小児眼科にまつわる話題や、私たち人間の持つ驚異的な「目力」の表現に、良くも悪くも大きな影響を与えている、日本の医療や社会のシステムにも言及したいと思います。
医学書のような難解で杓子定規なものでなく、誰にでも理解できる言葉で、私の目に映った話題も適時紹介しながら、「目力」の秘密に迫ります。

若倉雅登

「目力」の秘密――目次

第二章　目と脳と心の秘密……63

第三章　瞼に隠された秘密……99

第四章　目力アップの秘密……*127*

第五章 「目力」をとりまく日本の医療事情……167

イラスト❖イノセンス・山林　茜

第一章　子供の目の秘密

眼球の精緻な仕組み

一番きれいな名前

生まれたばかりの頃の眼球の大きさは、だいたい一七ミリ（前後径）くらいです。そして目の成長は身体の成長よりずっと早く、八歳前後までに大人のレベルの大きさ、つまり前後径約二四ミリに達します。身体の大きさに比べると、このとても小さな眼球とそのまわりの構造は実に精巧にできていて、これは神の企図した見事な芸術的創造物ではないかとさえ思わされます。

目の表面にある「角膜」は、眼球の外側を作る膜の透明部分を指します。外界からの像を網膜に結ぶためには「屈折」が必要ですが、その三分の二がこの角膜（厚さは中央部で約〇・五ミリ、周辺部で約一ミリ）で起こります。そして残り三分の一の屈折が、「水晶体」で行なわれます。前後径約四・五ミリの、まさに凸レンズの形をした透明体です。この水晶体は、その周辺についている「チン小帯」と呼ばれる線維を介して、「毛様体」という筋肉につながっています。この筋肉が収縮すると水晶体が膨らみ、凸レンズの度が上がる仕組みになっています。つまり、見たい距離にピントを自動的に合わせる「自動調節」の仕組みができているのです（図1）。

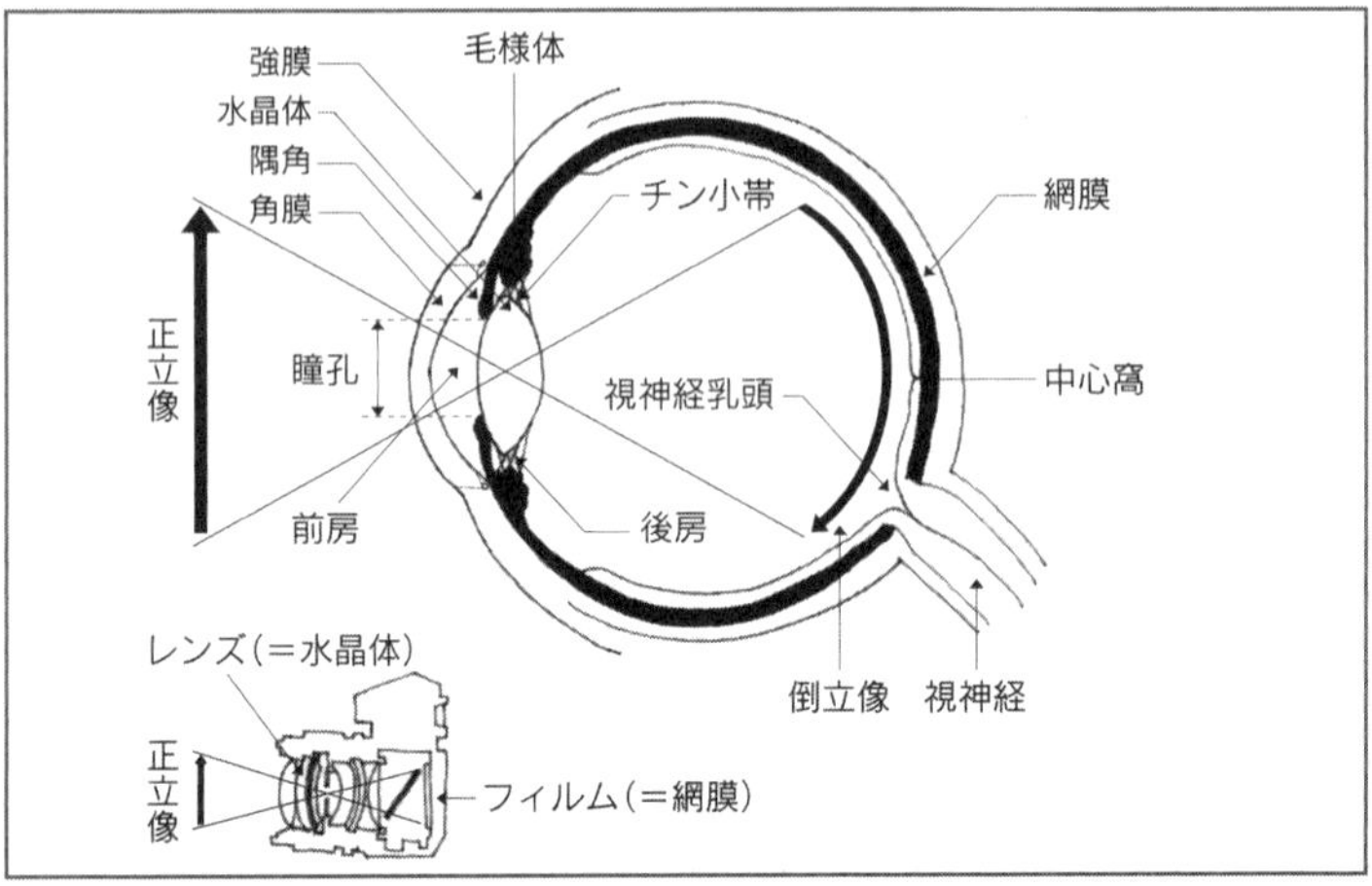

図１ 眼球断面図とカメラ(左下)

この自動調節の仕組みが弱ってくるのが「老眼」であり、また水晶体の透明度が低下してくるのが「白内障」です。

この水晶体の「自動調節機構」も精緻ですが、水晶体の前にある「瞳孔」の絞りの仕組みも大したものです。「瞳孔」は英語で「pupil」――「可愛い小さな子供」という意味ですが、日本語の「瞳」とまったく同一であることに驚きを禁じ得ません。その瞳孔は、「虹彩」(これもとても美しい言葉ですが)という「収縮筋」と「弛緩筋」とで作られた、薄いドーナツ状の茶目に当たる部分の中央に開いた穴の部分を指します。

「虹彩」は、英語では「iris」で、ギリシャ神話に出てくる「虹の女神」のことです。それはまた「あやめ」や「かきつばた」という花の名でもあり、身体の部位を示す名前の中で、おそらく一番きれいな言葉ではないでしょうか。

「青い瞳」「瑠璃色の瞳」などと言って、白人の女性は髪の色とともに自慢の種にしますが、実は誤用で、色があるのは瞳ではなく、虹彩の部分です。最近では日本人もそれを真似てか、髪を染めたり、カラーコンタクトレンズを装用したりしているのをよく見かけます。でも私は、艶のある黒髪同様、やはり日本人の肌理《きめ》細かい茶褐色の虹彩のほうにずっと深い魅力――「目力」を感じます。

「房水」の中から芽が出た

角膜と水晶体の間には「房水」という透明な水が約〇・一二五ml入っており、これは「毛様体」の上皮で作られ、隅角にある「シュレム管」や「毛様体」の間から外に排出されています。房水は周囲の組織に栄養を与えるほかに、目の圧力（眼圧）を一定に保つというとても大事な役割をしているのです。およそ一〇〇分で、すべて新しい房水と置き換わります。

この「房」というのは、小さな部屋のことです。「独房」と言えば監獄の独り部屋、「工房」ならアトリエ、「房事」と言うと小さな部屋での男女の睦み合いを指します。角膜と水晶体の間の小部屋が「房」と言うわけですが、虹彩の前を「前房」、後ろを「後房」と言っています。

過日、日本テレビのある番組から突然、「目の中から芽が生えたという伝説があるらしいが、本当か」という電話取材がありました。番組を制作する人たちは企画に追われているせいか、自らは調べもせず、すぐに答えてくれそうな人に電話取材で質問するということが日常的に行なわれているようです。

それはさておき、房水というのは血液のように赤血球が含まれないので赤くはありません。しかし、血液と同等かそれ以上の豊富な栄養素が含まれています。そのため、動物の房水内に細胞や組織を埋めて育てるといった実験がいろいろな目的で行なわれることは生物学者の常識です。ですから、取材のような話はあり得ることだと思いました。

そこで、調べてみました。すると、なんと存在したのです。一九七九年の米国の眼科雑誌に、「八歳の少年の目の中に芽が生えた」という症例報告が載っていたのです。

それによると、この少年は何ヶ月か前に遊んでいるうちに転倒し、角膜を切るケガをしました。そのときに双子葉植物の種子が虹彩の中に入ったらしいのです。そこは栄養も十分、温度も快適、さらに日光も当たるため、種子から芽が出ることになったのでしょう。結局、芽は手術で前房から取り出され、視力も完全に回復したということですが、これが伝説となり「事実に基づく話」として番組で放映されたのでした。

ところで、この房水の流れが悪くなると「眼内圧」(眼圧)が高まり、目にさまざまな不都合が生じます。急激に圧が高まると激しい眼痛や頭痛が生じて視力が落ちます。これ

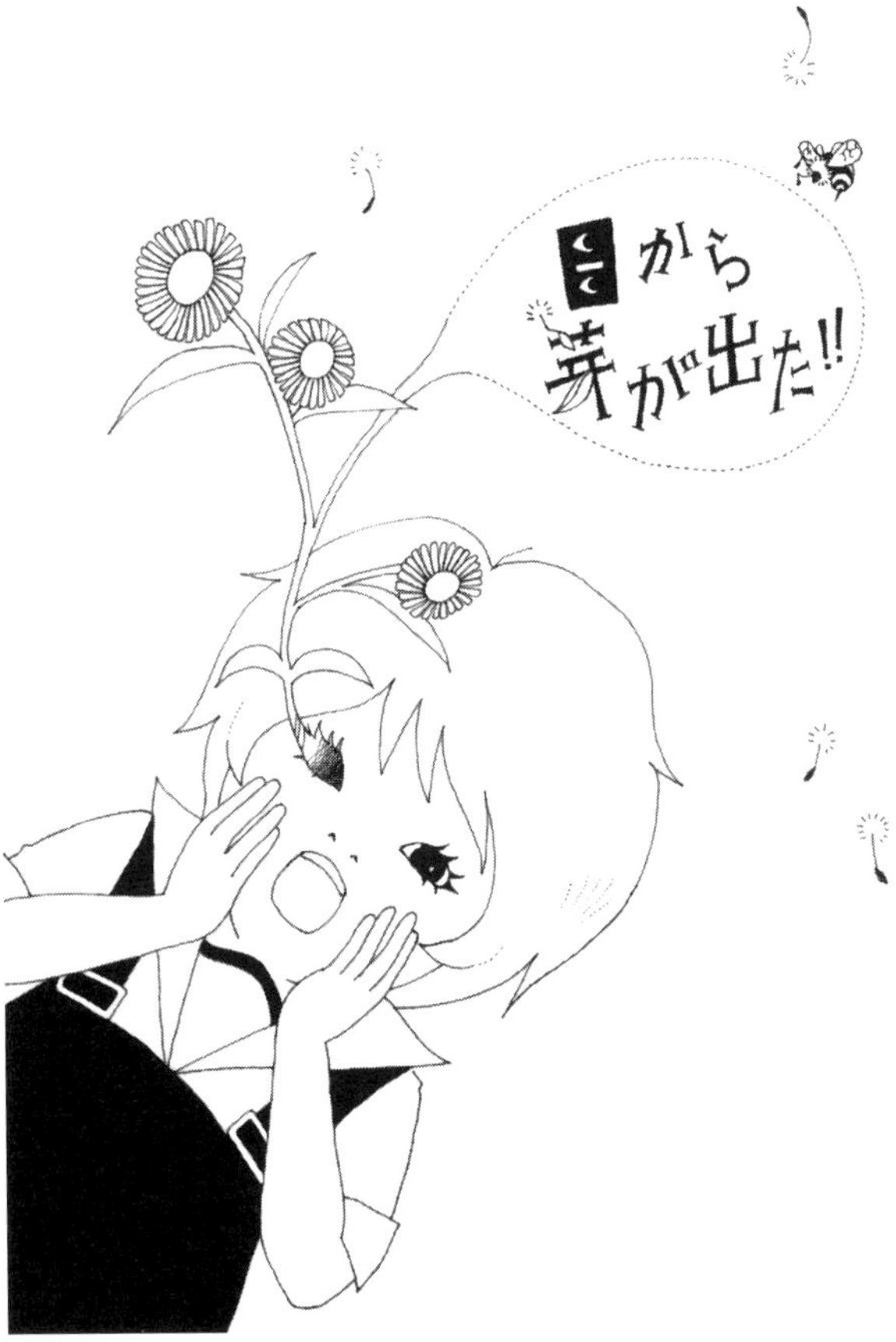
目から
芽が出た!!

が「急性緑内障」と呼ばれる状態です。あまりの頭痛の激しさから患者さんはしばしば目の病気などとは思わずに内科や脳外科を訪れてしまい、あれこれ調べているうちに手遅れになることがあります。

このような「緑内障」は応急処置を要する眼科の救急疾患ですが、実際にはかなりまれです。かつて、医学があまり進んでいなかった時代ではこの急性緑内障だけを緑内障と考えて、恐ろしい病気として認識されていたせいか、「緑内障」はすぐに「失明」に結びつく病気だと誤解する人が今でもとても多いのです。

後でも触れますが、実はほとんどの緑内障はこのような急激に変化することはないのです。多くの緑内障は何十年もかかって、ゆっくり視野が変化する病気です。ですから、点眼薬などを使いながら視野変化を最小限にコントロールすることが大切なのです。

硝子体は「がらすたい」ではない

硝子体は「がらすたい」ではなく、「しょうしたい」と読みます。水晶体の後ろ、網膜との間のスペースを埋めている、ちょうど「卵の白身」のようなゲル状の透明な物質です。硝子体の九九％以上が水分で、あとはヒアルロン酸とコラーゲンが線維状の重合体のかたちで含まれています。

子供の間は網膜全体に弱く糊《のり》付けされ、そのスペースに硝子体が充満しています。ところが、近視で「眼軸」(眼球の中心軸の径)が延長したり、加齢によってこの糊付けが弱くなると線維と水分が分離して中に空洞を作り、かわりに水に置換されます。そのため、残った硝子体が目の中でフワフワと動くことになります。また、紫外線などを受けると硝子体の線維状の重合が壊れ(脱重合)、小線維になって硝子体内を浮遊したりします。すると「飛蚊症」(ひぶんしょう＝蚊のようなものが飛んでみえる症状)や「光視症」(光が走る症状)が起こりやすくなります。みなさんにも目のあたりを圧迫したり、ぶつけたりしたときに、「星が飛ぶ」現象が現れるという経験をしたことがあるでしょう。これも同じようなメカニズム、つまり硝子体線維の収縮で「自生放電」といって、網膜に微小電流が生ずるために起こると考えられています。

ただ「網膜剥離」や「ぶどう膜炎」などの病気でも、このような症状が出ることがあります。何もしないのに急にこういう症状が現れたら、眼科での検診をお勧めします。

「網膜」は脳の一部

カメラでいうとフィルムにあたる「網膜」は一〇層構造からなる神経ネットワークで、脳の一部として発生します(図2)。

一億二千万個と百二十万本――。これは網膜の精緻な構造、仕組みを表す一つの数字です。最初の数字は視細胞の数、後の数字は視神経線維の本数です。

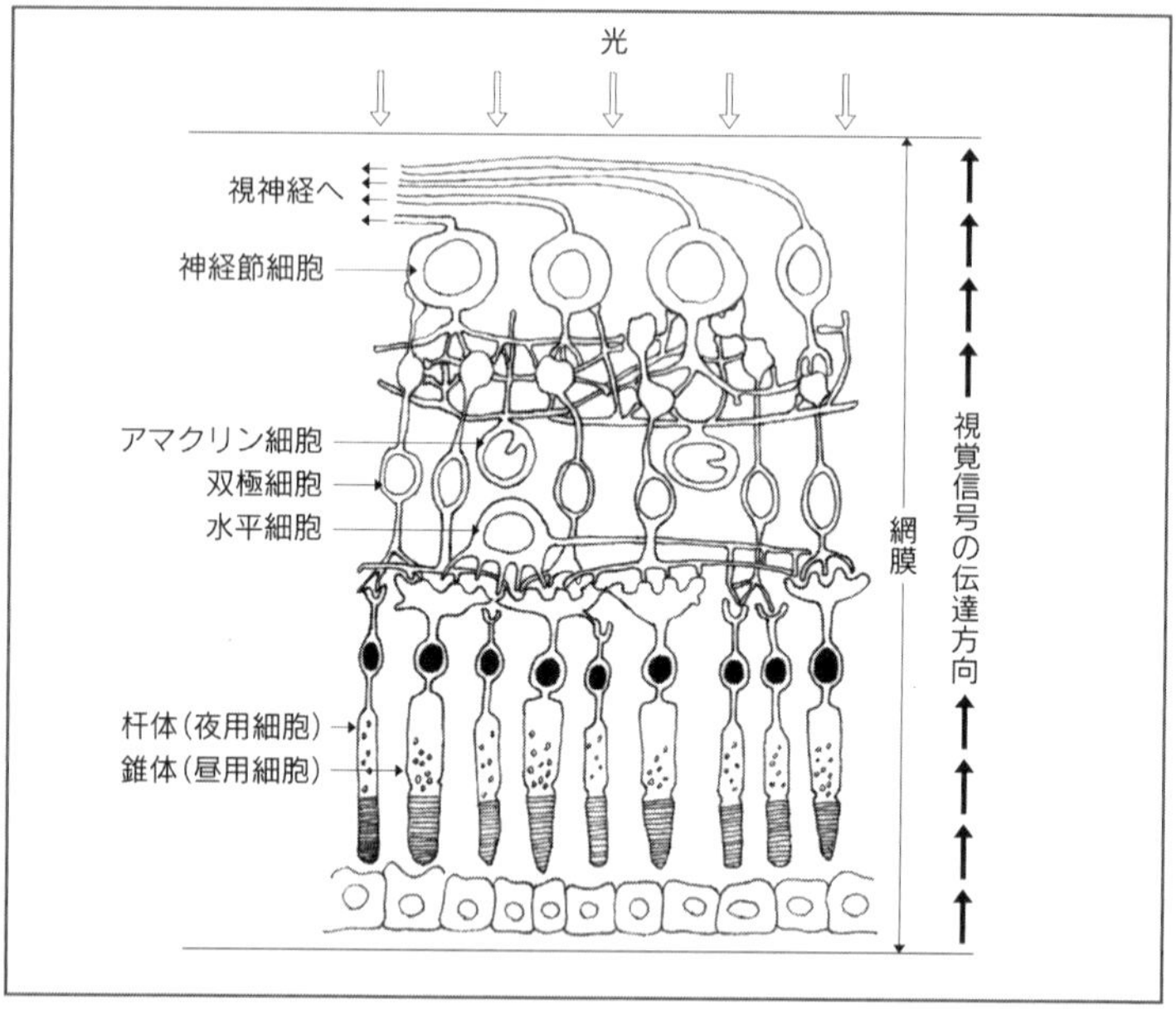

図2 網膜の構造

外界からのイメージは、まず「網膜視細胞」（光受容細胞ともいう）で受け取られます。「視細胞」には、色や形を認識する「錐体細胞」という、文字通り円錐型の細胞が視細胞全体の五％、つまり五～六百万個あります。これは網膜の中心付近に集まっています。この細胞は、いわば「昼用細胞」です。残りの九五％は、色は認識できない代わりに「光に非常に敏感」な円筒状の細胞で「杆体《かんたい》細胞」と言います。こちらは「夜用細胞」です。

「視細胞」で受け取った視覚情報は、まず「アマクリン細胞」

「双極細胞」などの神経細胞に伝達されます。さらに、網膜の表面に近いところ（解剖学では「内層」）に位置する「網膜神経節細胞」に到達して、そこから百二十万本の神経線維、それを介して脳に伝達されるのです。

一億二千万個と百二十万本――。この数字からもお分かりのように、視細胞で受け取られた情報は、網膜のネットワークを通る間におよそ「百分の一」に圧縮されます。この圧縮の過程が、網膜のすばらしい仕組みなのです。

一体それはどういうことなのでしょうか――。先ほどお話したように、「視細胞」には「昼用」と「夜用」があります。これは網膜における機能分化の一つです。このような機能分化がいくつも重複して行なわれ、集約していくことにより、「景色」や対象物の「複雑な形」、「色」や「特徴」を認識するのです。つまり、機能分化という非常に高度な役割が、「脳の一部」である網膜でも行なわれているわけです。

機能分化の別な例をあげてみましょう。アマクリン細胞や網膜神経節細胞は、「オン細胞」と「オフ細胞」に別れています。「オン細胞」は「中心が周囲より明るい」ものに反応し、一方「オフ細胞」は「中心が暗い」ものに反応する特徴をもつ神経細胞です。この二種類があることによって、ものの「明るさ」や「コントラスト」が解析されていると考えられます。

「網膜神経節細胞」にもいくつかの種類があります。一部を紹介しておきましょう。この細胞には「大細胞系」と「小細胞系」という分類があります。「大細胞」は「動く」ものによく反応し、「小細胞」は「色や形」の認識が得意です。動くものを捉えることは、生物にとって第一義的に大事なことです。それは命にかかわるからです。敵を見つけるにも、エサを見つけるにも、まずどこにそれがあるのかを、この「大細胞」で見つけるのです。ですから、「大細胞」は「where cell」とも言われています。

仮に、あなたは今、車窓から移りゆく景色を眺めているとしましょう。彼方には森が見えます。これは「where cell」である「大細胞系」が捉えているのです。さらに「あの森を作っている木は何だろう」と考えます。その木が松か欅《けやき》か檜《ひのき》か、じっと目を凝らします。色や形からそれを判定するのが「what cell」――小細胞系です。この過程は、「木を見て森を見ず」ならぬ「森を見て木を確かめる」という自然な順序で行なわれます。「大細胞」は文字通り大きな細胞で、大雑把に捉えますが、神経細胞から出て信号を伝達する軸索突起も太いので早く伝わります。一方、「小細胞」の伝達は軸索突起も細く、それよりゆっくり伝わる仕組みになっているのです。

このように高度な機能分化が網膜で行なわれ、またそれに見合う合理的な構造になっているわけです。これらの分化したそれぞれの機能系は、大脳に至るまで脱線や混線もなく極めて整然と伝わります。

生まれてから見えるまで

生まれてすぐでも見えている

「生まれてすぐの赤ちゃんは、どのくらい視力があるのですか？」――。

こうした質問をよく受けます。一般的に「視力」とは、視力表で測定した結果を言います。この場合の視力とは、メガネで正しく矯正した「矯正視力」を指すので、乳児にこの意味での視力を測ることはできません。

しかし、生まれてすぐでも、もう目の構造はほぼでき上がっており、光はもちろん細い縞模様にも反応することが分かっています。研究者や測定手段により、多少の差はありますが、生後一歳で〇・一から〇・四くらいの視力があるとするデータが多いようです。中には生後六ヶ月でほぼ大人に匹敵する一・〇の視力が出ているとするデータもあります。

通常三歳半から四歳くらいになると、多少の練習は要るものの、通常の矯正視力の検査ができるようになります。この時点で健常であれば、視力は成人とほぼ同じレベルに達していると言われます。

乳幼児の視力は測れるのか

ところで、普通の視力検査ができない乳幼児の視力をいったいどうやって調べることができたのでしょうか。これには白黒反転する格子縞を見せて、それに応答する後頭葉視中枢の脳波（視覚誘発脳波）を利用する方法や、左右の穴のどちらかに輝度（明るさ）を同じにした縞模様を出して、乳幼児がそれに注目したかどうかを判定する「選択視法」、または「ＰＬ法」（preferential looking 法）と呼ばれる方法がよく用いられます。

走行中の電車から外の景色を見ている人に生ずる目の連続的な「ゆれ」（「眼球振盪《しんとう》」――短くして「眼振」とも言う）を「線路眼振」とか「鉄道眼振」と言いますが、これを利用した視力測定法もあります。

みなさんは、赤ちゃんのベッドの横や上でクルクル回わるオモチャをご覧になったことがあると思います。私が子供の頃、また息子や娘たちが赤ん坊だった頃のものは、大体同じような形で、キューピー人形などが真中にあり、まわりには赤や青、黄色のすだれのようなセルロイドの花などをかたどった飾りがついていて、それがクルクル回りながらオルゴールが鳴る仕組みであったかと思います。これを眺めている赤ちゃんの目を見ていると、眼振が出るのを確かめられます。抱かれた赤ちゃんが横からそれを眺めているときに、眼振が出やすいわけです。この眼振は視力が正常に発達していることを示すもので、正常な、病的でない眼振です。

「病的な眼振」には、先天性に見られるものと後天的に脳の病気によって出現するものがあります。先天性のものには、生まれつき眼球に異常があるなど、何らかの理由で視力が発達しない場合に見られるものと、特に眼球に異常がなくて生ずるものがあります。しかしいずれの場合も、回ったり動いているものを見ていなくても眼振が出現します。

もう少し成長して、三歳半から四歳くらいになると、練習によって絵視標やカード式の視力検査、またランドルト環による大人と同じ視力検査ができる場合もあります。「ランドルト環」とは、視力検査の時用いるC型の視標ですが、大きめのCをボール紙で作り、これを持たせて書かれている「C」と同じ方向に合わせる練習を家でしておきます。その上で実際の視力検査に臨むと正しい結果が得られます。

「見える」ということ

「視覚誘発脳波」は、目の網膜に光や形の視覚刺激を入力した時に、ものを見る中枢がある後頭葉に発現する脳波の反応を調べる方法です。これを用いた研究では、生まれたばかりの赤ちゃんでもすでに明確な「視反応」があります。この方法ですと、生後二、三ヶ月のうちに成人の視力と同じレベルに達するとされています。

では、こうして得られた子供の視力は真の視力といえるのでしょうか？——。おそらく、ものは見えていてもその意味はわかりません。ですから、成人と同じレベルの視力とは言い難いでしょう。

「ものは目（網膜）で見ている」と考えている方が多いと思いますが、実は大脳皮質で認識できて初めて「物が見えた」（理解できた）ことになるのです。

生後数ヶ月という短期間で、網膜から脳までの「視路」といわれるルートは完成します。しかし、解剖学的にはそうであっても、このときに外からの情報が目に入るという経験を経ないと、「見える」目は育たないのです。つまり、生まれた直後から網膜に視覚入力があり、それが脳に伝わり、視覚に反応する脳細胞がそれを学習することで視覚が発達していくのです。

次項でも詳しく触れますが、「見える」ということは、見えたものの「意味が分かる」、つまり「認識する」ということです。生まれた赤ちゃんは、まず「心地よいものかそうでないか」「飲むものかそうでないか」といった意味を合わせ持ちながら学習していきます。

しかし、お母さんのおなかの中にいる胎児では、この過程は育ちません。生まれてすぐの赤ちゃんに視覚反応があると書きましたが、間もなく生まれてくる胎児も、すでに目や脳につながるルート自体はかなり完成しています。ですから、「胎児体験」と言って、お母さんのお腹の中にいた頃の記憶を描いて見せる人がいるようですが、この点から言えばまんざらあり得ないことではないかも知れません。

ただ、子宮の中の胎児は光の届かない世界にいます。それはつまり、視覚的に意味のない世界であり、そのためおそらく意味をもって見えることにはなりません。ですから、仮に画像として見えても、未熟な脳に「記憶」として残るとはなかなか信じられないのですが……。

視覚入力がないと見えるようにならない証拠

生まれつき「先天白内障」で水晶体が極端に濁っていたり、乳児期に感染症などによる「角膜白斑」でほとんど失明していた人が、後年、光が網膜に届く手術を受けた話があります。しかし、その手術時期が脳の視覚細胞が完成の域に達し、もはや発達が終了してしまう七〜八歳以降になると、「ものが見えても見えない」という状況が生じます。

鳥居修晃、望月登志子氏による『先天盲開眼者の視覚世界』（東京大学出版会、二〇〇〇年）には、いろいろな事例が記されています。

例えば、一歳二ヶ月頃に角膜白斑で両眼ともほぼ失明した少女の話があります。この少女は十一歳のときに、左目のみ角膜移植手術を受けました。手術前から折り紙の色は見えていたようです。手術直後、「ベッドのそばにあった造花のチューリップの黄色がとても鮮やかだった」と証言しています。しかし、この少女にマッチ箱のことを教えると、色を手がかりに認識できるようにはなりましたが、ほかの色のマッチ箱だと「マッチ箱」とは特定できなかったといいます。つまり、「チューリップ」というのは母親から聞いて知ったことで、本人は「黄色」という色だけが以前から知っていた（認識できた）もので、「黄色」という色の属性だけを手がかりに、ものを認識していたのです。

このように、「見える」ということは、生後の視覚入力の体験の中で、色・形・質感・大小などいろいろな属性を脳で統合して、視覚神経のネットワークが見たものの意味を学習し、記憶して、初めて「見える」、つまり見たものの「意味がわかる」ということになるのです。

テレビ番組の真偽

「今度作るドラマで、小さいときから目が全く見えなかった人が、大人になったある日、手術が成功して見えるようになった、という設定を作りたいのですが……」――といった相談がテレビ局や制作会社から舞い込むことがあります。それまで全く見えなかった人が、ある日突然、親や恋人の顔が見えるようになるという設定は、確かにとても劇的で高視聴率を得ることは間違いありません。しかし、残念ながらそれはあくまでフィクションの世界の話で、現実には起こり得ないのです。

「見えるようになる」「治る」などということをみだりにテレビや映画で喧伝されると、誤った知識を一般の方々に植え付けることになってしまいます。それを見て、「あきらめていたけれど、私も治るのではないか」との一縷《いちる》の望みをもった方に、それを打ち砕く宣告をしなければならないのは辛いことです。そこで、専門家として意見を求められたときには、「小さいときから全く見えなかったというのは止めて、少しは見えたことにしてください」とか「治るとか、視力が回復するとかいう言葉は使わないで下さい」、「お伽話《とぎ》に徹して、専門家の監修などはじめからつけないというやり方もあるでしょう」などと、つい厳しいことを言ってしまいます。そうすると担当者はたいてい嫌な顔をして、もっと肯定してくれる人を捜しに行くことになります。

これによく似た話しがあります。マスメディア、とりわけテレビの影響というのはすさまじいものがあります。病気や健康に関する番組はどれも高視聴率のようですが、その中のある番組から相談がありました。

「この野菜が目によいという話をするのですが……」

初めはそう考えるに至ったきっかけや野菜の成分の話など、なかなかまじめな話をしていました。ところが、最後になって、

「実は先生に、この野菜は白内障や緑内障などの目の病気に効くだけでなく、目の老化を防ぐというコメントをしてもらいたいのですが……」

と言うのです。

「そんな話はできませんよ」

「先生、これはショーですから少々大袈裟に言ってもらいたいのです」

「少々どころか、そんなウソは言えませんから」

と言ってお断りしましたが、「少々大袈裟な」コメントでもしてくれる、テレビに出たがりの医者はいくらでもいるのだそうです。

捏造が問題になって放映中止になった番組もありましたが、視聴者は番組を必ずしもショーだとは思っていません。このような番組で紹介された「野菜」はスーパーで品切れになるほど、売れるのだそうです。

また、医者がテレビに出ると、「あの先生は専門家として評価されているのだ」と錯覚し、評判になります。以前、テレビ東京の『主治医がみつかる診療所』という番組に出演したことがあります。「まぶたがピクピクする」という女優さんの診察をして、コメントをするという役割を依頼されました。

ディレクターからお話を聞いてみると、「こういう台詞《せりふ》を言ってください」といった押し付けはなく、「先生の考えをどんどん述べてください」ということでしたので、病気の理解の助けにもなると思い、お引き受けしました。

スタジオにまで出かけてのテレビ出演は初めてですから、勝手を知っているわけではありませんし、少々緊張しました。「収録時間は結構かかるだろう」と予想はしていましたが、実際五四分（宣伝もあるので正味は四〇分）の番組を二時間かけて収録しました。

私はスタジオで三〇分、その後病院での取材で二〇分くらいの撮影がありましたが、番組ではそれが五分ほどにまとめられていました。こちらが重要だと思って詳しく説明したり、コメントしたところは必ずしも使われず、結局、撮影されたものの七〇%ほどはカットされて、いいとこどりの脚色で放送されました。それでも自分が言ったことですから、ウソはありませんし、「うまくまとめたなあ」と感心したほどです。

ところが、テレビの影響とはすさまじいものです。番組を見て、「一度診察を受けたい」という患者さんが大勢診察の予約をとったばかりでなく、通院している患者さんも、「先生、テレビ見ました」と半ばうれしそうに、そして半ばからかいながら報告されたのです。患者さんの視聴率は二五%くらいでしょうか。この数字は、新聞や雑誌などで取り上げられた場合に比べて際立っていると感じました。

そこで、診察を手伝ってくれる五人の二十歳代の女性に、「テレビをほとんど見ない人はいますか?」と聞いてみたところ、一人もいなかったのに対し、「新聞を(番組表を除き)ほとんど読まない人は?」と聞くと、四人が手を挙げたのです。そして残りの一人も、「実は、いつも読むわけではなく、テレビのニュースで興味深い事件をやっていたら、もっと詳しく知ろうと思って新聞も読む」というものでした。

ともかく、この一件で「テレビの力は驚くべきものだ」と、改めて痛感したのでした。

情報の質を吟味しよう

テレビはぼんやり見ていても、何か情報は入ってきます。しかし、近頃では積極的に情報を得ようとすれば、新聞や書籍よりも「インターネット」という媒体が重宝がられます。患者さんもインターネットで医師や病院を見つけたり、「インターネットの掲示板にこう書いてあったのですが……」などと言って、受診される方が激増しています。しかし、注意しなければいけないのは、テレビと違いインターネット上の情報は真偽や質の管理がなされておらず、またそういう法律もまだ整備されてないということです。

ですから、インターネットを利用する人は、その情報の質を自分で評価しなければなりません。これは十分認識しておくべきことです。その点、テレビ番組は専門家にコメントを求めますし、多くの人々の目に晒され、批判の対象にもなりやすい。「質」という観点で評価すれば、おそらくテレビの情報はインターネットより洗練されているのではないでしょうか。

よく、子供のテレビの視聴時間の長さの是非が問われますが、そこには「積極的に必要な情報を取る」という行動が含まれず、情報に対して受け身の態度になるという問題があります。その点、インターネットは積極的に情報を取ることはできるというよい点はありますが、その情報の質の評価となると十分とは言えないという問題が大きいといえます。

やはり、新聞、学術雑誌、書籍といった、より信頼性の高い印刷媒体の重要性も子供のうちからきちんと教え込む必要があるでしょう。

いかなる場合でも、目や耳から入ってくる情報を鵜呑みにするのは危険です。よく自分で吟味してから使うべきです。

視力発達の潜在力

ヒトは生まれた直後からの視覚入力によって視力が発達する——。

では、網膜にぼんやりした像しか入らずに育った場合はどうなるのでしょうか。医学的に言うと、「弱視」という状態になります。弱視とは正しいメガネをかけても視力が出ない状態をいいます。

「医学的弱視」にはいろいろな種類があります。一つの例を挙げてみましょう。

ある子供に、強い遠視と乱視があったとします。ところがそれに気付かない、あるいは眼科医などに指摘されたのにメガネをかけずに育ったとします。そうすると、後からメガネをかけても、目そのものは正常なのに十分な視力が出にくい状態になります。これが、「屈折性弱視」と呼ばれるものです。

視力は三歳くらいまでの間に急速に発達するということはすでに述べました。では、それまでにメガネをきちんとかけなかった「屈折性弱視」の子供はもう救えないのでしょうか？　いえ、大丈夫です。九～一〇歳くらいまでは脳に柔軟性があり、まだ発達する潜在力があるのです。その間に正しい矯正レンズのメガネをかけることで、視機能の発達を促せる可能性があります。屈折性弱視は弱視のうちでも治りやすいものです。

治りにくい弱視とは

ところが、ほかの弱視の中には少し治りにくいものもあります。治りにくいものから順に列挙してみると、「視性刺激遮断弱視」「斜視弱視」「不同視弱視」の三種類になります。

①視性刺激遮断弱視

視機能は「視性刺激」――つまり「視る」ことによる外界からの刺激が、生まれた直後からの大事な時期に入力されることによって初めて正常に育ちます。「視性刺激遮断弱視」というむずかしい名前の弱視は、その視性刺激が何らかの原因で遮断されることによって生ずる弱視です。特に問題なのは、視性刺激が片目だけに入力されるような事態です。この場合、視性刺激が入らないほうの目には間違いなく弱視が発生します。両目に同様に刺激が入りにくい場合に比べ、片目だけに刺激が入りにくい場合のほうが圧倒的に弱視になる可能性が高いのです。

このメカニズムは、実は後に述べる他の弱視にもあてはまる「基本原則」です。この原則から、眼科医は生後から三、四歳くらいまでの子供には不必要に眼帯を使いません。それは、片目の視性刺激を人為的に遮断することになるからです。この時期では一日眼帯するだけでも、弱視が発生する可能性があると考えられます。眼帯でなくとも、例えば片目に先天的な「眼瞼下垂」（瞼がさがっている状態）や「先天白内障」があった場合も、程度にもよりますが、同じことが生ずる可能性があります。

②斜視弱視

人間はだてに両目があるのではありません。両眼でものを見て初めて、距離感や立体感を得ることができます。これを「両眼視機能」と言い、人間のような高等動物にしか発達していない機能です。このことについては別の章でもう少し詳しく説明します。

「斜視」とは、視線がまっすぐ出ない状態のことですが、学問的には「両眼視機能が十分に発達していない状態」と定義されています。つまり、斜視があると「優位眼」（利き目）ばかりで見るようになり、そうでない目（非優位眼）には視性刺激が入りにくくなり、そのため弱視になっていくのです。

③不同視弱視

例えば、右目は「正視」（近視、遠視、乱視がない状態）で、左目は強い「遠視」だったとします。このような左右眼の屈折に著しく差がある状態を「不同視」と呼びます。この場合、遠方も近方もピントが合わせやすい「正視眼」で見ることになります。そうすると、強い遠視の左目はあまり使わず、つまり視性刺激の入力が乏しくなるため、視力の育ちが悪くなるのです。これが「不同視弱視」です。

子供にメガネは可哀相か？

人間の脳は、その大脳皮質の八〇％以上の部位が視覚からの情報を認識したり処理することに関係しています。ということは、人間にとって視覚というのは大脳を発達させる上で非常に大切な情報源になっているとも言えるわけです。

眼科でその人の視機能を評価しようとするとき、視力だけでなく、視野・色覚・光覚（暗いところで微小な光を検出する機能）など、いろいろな方法で測定が行なわれます。視覚にはそれだけいろいろな要素があるのです。

これらの要素は、目からの視覚入力があって初めて発達していくものだということは、すでに述べました。特に、生まれた直後から三歳を過ぎる頃までが、急速な発達時期とされます。このとても大事な時期に、もしぼやけた像の入力しかなかったらどうなるでしょう。大脳皮質での認識、処理機構はそのぼんやりした像をもとにして発達することになります。ですから当然、その質は悪いものになると考えられます。視機能ばかりでなく、脳全体の発達にも影響を与える可能性さえあるのです。

以上のような弱視の治療には、できるだけ「早い時期」に、完全に矯正されたメガネをかけて、きれいで明確な像を得ることが先決です。なぜ早い時期かと言えば、明確な像が脳に送られることによって、脳の視覚に関する神経細胞が発達するわけで、それは子供のそれも小さい時期にしか発達できないからです。

繰り返すようですが、脳の八〇％以上を占める視覚入力に関係する大脳皮質が、生後に十分発達できなかった結果が「弱視」です。逆に言えば、生後の大事な時期にぼんやりした像の入力しかなかったために、視覚からの入力信号の処理をする脳の発達自体が不十分になる可能性があるのです。もし、あなたのお子さんを頭のよい子に育てたいのなら、視覚入力の鮮明さを無視してはいけません。

視覚には大事な要素がいくつもあります。それは「色覚」であり、「形態覚」であり、「動的物体の認知」や「空間の認識」などです。このうち「空間の認識」、つまり「距離感」や「立体感」には、両眼視という高度な機能が深く関与しています。つまり、人間はなぜ二つの目をもっているかということです。それは片目が壊れた時の補充のためではありません。両目で見ることで視野は拡がりますが、両目がある理由はそれだけでもないのです。

そこで実験ですが、片目ずつ閉じて目の前の物を見てみてください。右目と左目で微妙に物がずれて見えることが実感できると思います。人間の脳は、そのずれをきちんと計算して距離や立体感を測定しているのです。こうした大事な視機能も、視力と同様に乳幼児期に育ちます。これがうまく育たないと「斜視」となって現れるのです。

このような複雑かつ精緻な視機能を育てるためにも、その子に合った正しい眼鏡をかけさせる必要があります。眼鏡は「副作用のない治療用具」といっても過言ではありません。もはや、「子供の時から眼鏡なんて可哀相」などと言っている場合ではないのです。

色が見える

「色覚」を成り立たせる網膜と脳

赤ちゃんはものを見るとき、「物」よりも「色」に興味を示します。赤ちゃんを診察するとき、部屋を暗くして赤や青の光を示すと、泣いていた赤ちゃんはたいてい泣き止んで、色の光に注目します。

ところが網膜、とくにその中心部分である黄斑部という場所に生じた病気や視神経の病気が重症になると色の知覚機能が悪くなり、ひどい場合は白黒の世界になります。このことは、網膜の黄斑部を中心に色を司る「錐体細胞」が分布していること、視神経はその色の情報が伝わる経路であることを示しています。

「錐体細胞」は網膜の外層に分布する「視細胞（光受容細胞）」のうちの五％を占め、その数は五〜六百万個あります。この錐体細胞は、生理学的に「三原色」に最大感度を持つ「赤錐体」「緑錐体」「青錐体」と名づけられています。もしくは、「L錐体」「M錐体」「S錐体」とも呼ばれ、Lはlong、Mはmiddle、Sはshortの頭文字で、L錐体は長波長の光（赤寄り）に、S錐体は最も短波長（青寄り）に、そしてM錐体は中間波長に最大感度をもっています。

それらからの出力は、「赤―緑チャネル」「黄―青チャネル」と「輝度（明るさ）チャネル」として構成されており、脳の「後頭葉視中枢V1」といわれる領域に届きます。この時、どこで波長や光の強さの計算が行なわれるかという点に関しては議論があります。

ここから少し話が難しくなります。イギリスの著名な生理学者であるS・ゼキ先生は、その著『脳のヴィジョン』（河内十郎訳、医学書院、一九九五年）の中で、「色は、三種類の波長帯域の明るさの記録を比較することで成立している」と指摘しています。そして、脳はある領域から反射される特定の波長帯域の光の量を周囲の領域から反射される同じ波長帯域の光の量とを比較することができ、これで色として認識されると言っています。つまり、脳の仕事は「統合」（例えば色で言えば混色）」や「分析」ではなく、あくまで「比較」という方法を主に使っていると言うのです。

では、色の場合、脳のどこで「比較」を行なうのかと言うと、まず「V1」とその隣の「V2」という領域には波長に選択性を持った神経細胞があります。しかし、ここで「比較」という作業が行なわれるわけではありません。

では、どこで比較が行なわれるのか——。彼は、その可能性があるのは「V4」野という領野であると、さまざまな実験から結論づけています。この領野は、もしここにダメージを受けた場合、「大脳性色覚異常」という、視細胞を含む目に異常はないにもかかわらず色の世界を失う状況が発生することで有名です。つまり、網膜からの色の情報は、結局、脳の「V4」領域で具体化されると考えられるわけです。

色の恒常性ということ

ゼキ先生とはかつて私が英国留学していた頃、ドイツのフライブルグで行なわれた学会の折、散歩の途中で一緒になりしばらくお話したことがあります。もう二〇年以上も前のことですが、当時すでに教授になられてから、随分たっていたのではないかと思います。

ゼキ先生は、「ヨーロッパ大陸を旅行していて、道に迷ったり、交通がわからないときに、『俺はロンドンの大学の教授だ』と言うと、いろいろ特別扱いしてもらえるんだ。だが、英国では特別扱いが少しもないんだよ」と、さまざまな逸話を楽しそうに話してくれました。「日本ではどうか」と聞かれ、「日本では、大学の教授はそれほど偉くありません。なにしろ大学が多いですから」などと話した記憶があります。

当時でも、すでにゼキ先生の名前は有名でした。でも、このように気さくで、偉そうなところのないこの人が、後にこれほどの大脳生理学の大家になるとは予想もしていませんでした。

話は変わりますが、私たちの目には、例えば蛍光灯で照らした場合、あるいは夕暮れの光の下や赤い光で照明した時でも、バナナの色は黄色に見えます。多少色味は違っても、黄色に見えることには変わりありません。対象物から反射される波長成分は異なるにもかかわらず、そう見えるのです。このことは「色の恒常性」として、よく知られている現象です。

これは脳が単に対象物から反射される波長成分を測定して、色を判定しているのではないことを示しています。しかし、これまで色彩科学者たちはこれを説明しようとはせず、例外的な現象として考えているに過ぎませんでした。しかし、この現象がきちんと説明できなければ、人がどのようにして色が分かるのか解明できたことにはならないのです。

ゼキ先生はこの問題の科学的説明にも、ほぼ成功した学者とみられています。

色が見えなくなる

このように、色が見える網膜から脳に至る仕組みはかなり明らかになりました。しかし、例えば映像を見ていて、私が感じている「黄色い花」の感覚と、隣りで同じ映像を見ている人の「黄色」とが同じ物なのかは測定方法がないので全く分かりません。まして、景色の中のいろいろな色を見た時の感覚が同じかどうかは、いっそう分からないのです。

しかし今日では、先天的色覚異常の有る無しは、遺伝子分析で分かるようになりました。色覚の検査をしなくても、錐体の視物質遺伝子を調べればよいのです。人では、男性の二〇人に一人、女性の五〇〇人に一人に、赤・緑の視物質遺伝子変異が見られます。

サルにも人とほぼ同等の色覚があるらしいことが、遺伝子分析から分かっています。サルの先天色覚異常は、カニクイザルで〇・四%、チンパンジーで一・七%という実験に基づく試算があります。これは赤い実や緑の新芽が効率よく認識できないとエサを見つけることができず、淘汰されるという、「淘汰圧」によるものだと説明されているようです。

でも、エサを見つけるのは色だけではないでしょうし、ましてサルが集団行動をすることを考えると、そのことにさほど意味はないようにも思えます。

色覚にまつわる不思議はこれだけではありません。私たちは理科で保護色というのを学びます。生物が背景にうまく溶け込んで、敵の目から逃れるという話です。そういうシステムを持つ生物は、昆虫、魚など比較的下等な生物であり、その敵もサルなどの高等動物ではないはずです。はたしてこういう下等な動物にも、色が分かる機構があるのでしょうか。

このことについては以前から疑問に思っているのですが、生物学者に聞いてもなかなか納得のいく答えを得られません。

人の脳は波長だけを感じているのではないこと、混み入った色認知の仕組みがあることは述べたとおりです。もしかすると、下等動物では敵やエサなどを見つけるために、それらが発するある種の波長にだけに強力に応答するような細胞があるのかも知れません。

もう一つ、色に関する疑問は、「赤」という色のことです。網膜の黄斑部の病気や視神経の病気がひどくなると、色の感覚が次第に冒されます。そして、ついには白黒《モノクロ》の世界になってしまいます。その中間では、例えば「黄」や「緑」は、その濃さが弱く感ずるようになりますが、色味は失いません。

ところが「赤」は、濃さが薄くなるということがなく、障害が強くなると突然色味を失うのです。そのため、臨床ではしばしば赤がよく認識できているかどうかを、障害の程度を知るために使います。

しかし、なぜこのようになるのかとなると、よい説明がありません。ゼキ先生がヒトの色の認識のメカニズムをほぼ解明したと、前項で書きました。ですが、このようにまだまだ説明のつかない不思議なことがいろいろあるのです。

もう一つ最も新しい話題として、「青」に反応する「神経節細胞」があることが分かってきました。「神経節細胞」は、視細胞からの情報を受けるのが常識ですが、「青」に反応する「神経節細胞」はそれ自身が視細胞のような役割をするらしく、青の受容体を兼ねているようです。そうすると、網膜の病気で通常の光に反応できなくなっても、青の光への応答が残るという臨床経験が説明できるのです。

ところで、色に対して個々人の持つ感覚もまたさまざまです。これは子供時代からの固有な体験が影響するのでしょうか。

先日、家内とドライブをしていて、次のような会話をしました。

「近ごろ青信号が、本当に青く見えるようになったね」と言うと、

「えっ？　あなた、あれが青に見えるの？　緑でしょう」と妻が言います。

「ああ、確かに昔は、青信号といいながら、実は緑だったよ。青の発光ダイオードが使えるようになったから、実状に合わせて新しい信号は青く見えるようにしたんだよ」と知ったかぶりで言っても、

「あれは、絶対緑よ。青く見えるのは目がおかしいのよ」と、譲りません。

「緑は、木の葉っぱの色だよ、それとはずいぶん違うだろう」

「少しは青が入ってるけれども、あれは緑よ。他の人に聞いてごらんなさいよ」

そこで、勤務先の病院で何人かの人に、「実は、青信号の色について家内と意見が分かれている。きみは青と緑のどちらだと思うか」と、聞いてみました。すると、一〇人中八人が「緑」、一人は私の主張に遠慮したのか、どちらかにするのは難しいと「青緑」、残り

の一人は、青色発光ダイオードのことを知っていましたが、やはりまだかなり緑に近いという回答でした。

国際的には、緑信号を用いることになっているのだそうですが、日本では新緑を青葉と言い、野菜を青果、緑色の虫なのに青虫と言うように、緑色を青という語で表現することが古来からあったようです。それもあって、法律も含めて青信号という言い方が定着しました。反射光による「擬似点灯」（違う色に見えること）を避けるため、高輝度の青色発光ダイオードが利用できるようになった時点で、信号機にも利用されたのです。でも、やはり緑に見える人が多いようです。

このように、色の名称に固有な感覚があるのと同様に、色から伝わる感じや解釈は人によってずいぶん違います。

目が動かないと物は見えない

なぜ目が動くのか？

ここで、「目はものを見るために動く」という話をしましょう。

生物は敵を見つけたり、エサを見つけたりするのが、生きていく上で最も本質的な行動です。そのために、目は素早く動く（衝動性眼球運動）ことができるようになっています。

一方、「動いているものを忠実に追いかけることができる」機能は、網膜で一番感度のよい「中心窩」が存在することによって初めて実現できます。つまり、「中心窩」という網膜の中で一番感度のよいところで、動いている目標物を追従していくわけです。これを「滑動性追従運動」と言います。この非常に高度な機能があるのは、中心窩を持つ霊長類だけです。

実際、私たちが日常ものを見るときには、この二種類の眼球運動に加え、「前庭眼球運動」や「輻湊《ふくそう》開散運動」を組み合わせて無意識のうちに使っています。

何かを見ているとき、顔や身体が動いても、見ている対象物も一緒に動くことはありません。つまり、身体や顔の動きにかかわらず、目の位置がうまく変化して対象物を見続けることができます。このような目の動きは、「前庭神経核」を中心とした神経回路で成り立っているので、「前庭眼球運動」あるいは「前庭動眼反射」と名づけられています。

もう一つの眼球運動である「輻湊開散運動」のうち、「輻湊」（本来は輻輳と書くが、輳の字が難しいため最近は輻湊という字が当てられている）は、近いものを見るときに距離に合わせて目を寄せることを指します。反対に「開散」は、遠くを見るときに両目の間隔が離れる眼球運動のことを言います。

眼球はむやみに動いているのではありません。このような非常に精緻なシステムを用いて、複雑に動く対象物やいろいろな距離にあるものを、身体の動きや姿勢に応じてきちんと見えるようにしているのです。

目が動かないと物は見えない

以前、ネコを用いた動物実験をしていて驚いたことがあります。実験の最中、ネコの眼底を検査する必要が生じました。ネコは人間と違い、全身麻酔をしないと静かに眼底を見せてくれません。そこで全身麻酔をして、いざ眼底を見ようとネコの目を近くで見て仰天しました。ネコの目が細かく、非常に早く動いているのです。小さく震えているような感じです。それは寒いせいでも、麻酔のせいでもありません。物を見るために、目がこのように常に動いていることが必須条件なのです。

「人では、そんなことはないのでは?」と思う方もおられるでしょう。ところが、実は私たちの目も一見では分かりませんが、目の動きを特殊な器械で調べると、常時、細かく動いているのです。

専門的にはこれを「固視微動《こしびどう》」と言います。私たちが何かをじっと凝視している時でも、目は毎秒三〇〜一五〇サイクルというかなりのスピードで細かく動いているのです。どうしてそうなっているのでしょう。次のような実験があります。ある像を見ている人に、固視微動の動きを忠実に追従して、目が動いてもそれと同じように像がついていく特殊装置をつけます。つまり、人工的に固視微動がないのと同じ状態を作るのです。そうすると、見ていた像はだんだんぼやけていき、最後には消失して一様な視野になってしまいます。

つまり、もし固視微動がなく、眼球が静止したまま像を見るとします。すると、いつも同じ場所の視細胞（光受容体細胞）が刺激されるため受容体が飽和してしまい、もはや視覚情報を視神経へ伝達できなくなってしまうのです。

私たちの網膜の前には血管がありますが、その血管像は私たちには見えません。なぜでしょうか。それは固視微動とともに、網膜も血管も一緒に動くからです。つまり、血管は網膜に対して常に動かない存在なので、影も形も見えないのだと説明することができます。これに対し、硝子体の中にある濁りは網膜にくっついているわけではありません。つまり、網膜に対して動きがあるために濁りが見えることになります。これが「飛蚊症」が発生する理由です。

ここで、はたと疑問がわいてきます。「なぜ、固視微動によって眼球は細かく動いているにもかかわらず、見える像は決して細かく震えたりしないのか」――。それは、脳に「目ぶれ補正機構」があるからにほかならないのです。もし、この機構を完全に解明できれば、「眼振」といって目が揺れるために外界が揺れたり、視力が落ちたりする病気の治療に応用できるかも知れません。また、今よりもっと完璧なカメラの手ぶれ補正機能の実現や人工視覚の研究に福音がもたらされることでしょう。

なぜ目は二つある

「ふたあつ」

「ふたあつふたあつなんでしょね、お目々がいちに、ふたつでしょ、お耳もほらね、ふたつでしょ」

この『ふたあつ』という作品は、『可愛い魚屋さん』『ないしょ話』など懐かしい童謡を作曲した山口保治先生（やまぐちやすはる、一九〇一〜一九六八）の作品です。

「先生」とつい書きましたが、それは山口先生が主催する「かなりや子供会」というのが、子供のとき家の近くにあり、歌やバイオリンを習いにほかの児童とともに通った記憶があるからです。歌もバイオリンも一向に上手にはなりませんでしたが……。

私が幼稚園から小学校低学年だった昭和二〇年代の終わりから三〇年代にかけては、大人につられて子供も戦後の平和を謳歌する雰囲気があったのだと思います。平和が当たり前のことで、食べるものにも着るものにも困らず、いくらでも楽しみのある今の日本とは違って、この頃は皆が積極的に楽しみ方を工夫し平和の尊さを意識しながら行動していたのかも知れません。「かなりや子供会」の紹介で何度か『主婦の友』という雑誌の服のモデルになったり、テレビが普及し始めた頃、後に国会議員になったタレントさんとベッドの宣伝に出たこともあります。これも「平和の謳歌」の続きではなかったかと思います。

話を本題に戻します。

童謡『ふたあつ』に出てくる「お耳がふたつ」あるのはなぜかと言えば、音の方向性を知るためです。それでは「お目々がふたつ」ある意味はいったい何なのでしょうか。

ここでさきほどやった実験をもう一度してみましょう。まず、あなたの前方の一点を両目で見てください。次にその位置を動かさずに、片目ずつつぶって（もしウインクが下手な人は片目ずつ手で覆って）見てみてください。すると、左右それぞれの目で見た像はずれていることが分かります。片目ずつ見たときのずれは遠くの対象物では小さく、近くの対象物では大きくなります。そのずれの大きさで、脳は見ている対象物が近いか遠いかという距離感を判定をしているのです。

そして微細な距離感があると立体感が生まれます。この「立体視」こそが、両目でものを見る究極の機能なのです。

以前、Ａさんという患者さんがいました。Ａさんは三十歳代の男性でタイル工をしており、自営の会社を継ごうとしていました。ところが、右目の視力が〇・二になるケガをしてしまい、仕事を休んでいたのです。しばらくの治療を経て、もはやこれ以上は治らない状態になりました。

「もう、そろそろ仕事をしてもいいと思いますが」

「えっ？　でも、仕事はできないです。もう少し見えるようにならないと」

「しかし、角膜にこれだけ傷がつくと、傷自体が治ってもどうしても濁りが残るし、角膜に凸凹ができますから、〇・二か〇・三くらいの視力がせいぜいだと思いますよ」

「でも先生、タイルを貼る仕事は結構細かいんですよ。日本の家屋は細かいところがたくさんあって、数センチの隙間の奥のタイルを貼ったりもするんです。そういうところをずれないようにきれいにやるには片目では絶対無理なんです」

「経験があっても無理ですか」

「無理です、無理です。ずれたからって簡単にやり直しのきく作業じゃないんです」

タイルを貼るのは、両目で見てきっちり目測して、ねらいどおりに貼らないといけない作業だと言います。「片目があまり見えなくても、もう一つの目はいいのだから仕事はできるだろう」と考えた私は、どうやら考えが浅かったようです。

皆さんにも、眼帯をしたときの不自由な経験があると思います。片目を隠してお茶やビールを注ごうとすると、溢れたり注ぐ位置がずれたりして失敗します。歩こうとすると道の段差でつまづいたり、階段を降りるのが怖かったりします。これらはすべて、両目で見ることで得られる距離感、立体感を使っていないためなのです。

「斜視」のところで述べたように、「斜視」とはこの「両眼視機能がうまく機能していない状態」というのが専門的な定義です。この「両眼視機能」は、ほぼ二歳までに完成する人間のもつ非常に重要な目力の要素です。

では、もし斜視の状態のまま大人になった人は、距離感や立体感がまったく認識できないのでしょうか。確かに、斜視の人には微妙な距離感が必要な野球、バレーボール、テニスなどのスポーツが苦手な人が多いようです。けれども、ほかの人とほとんど同じように走ったり、階段を降りたりビールを注いだりすることができます。

これは育つ過程において、両眼視以外の手段でいつの間にか距離感、立体感を獲得したからに違いありません。このようなメカニズムの詳細は十分解明されていませんが、これこそが次に述べる人の脳が潜在的に持っている「驚くべき力」なのです。

目と脳の持つ驚くべき可能性

視覚体験が脳を育てる

生まれたときは真っ白で、何も知らない網膜や脳の視覚に関係する神経細胞は、ものを見ることによって徐々に性格が賦与されていきます。

このことが初めて明確に証明されたのは、一九六〇年代、フーベル、ビーゼルというノーベル生理学賞受賞の研究者らによってでした。ネコによる実験で、生まれて数ヶ月すると、脳の視覚野に両眼どちらからの信号にも反応する「両眼視細胞」ができることを発見したのです。これに対し、生まれてすぐに片目の瞼《まぶた》を手術で閉じてしまったネコではそういう細胞はできず、その後、瞼を開けても「両眼視細胞」はほとんどできなかったのです。

このことは、二つの生理学的大発見をなしたことになります。一つは、外界からの視覚入力が脳の視覚野の神経細胞の性質を作ること（脳の「可塑性」という。脳の柔軟性と解釈できる）。もう一つは、性質を賦与する能力は生後から一定期間がよく、年を経ると賦与能力が低下するということです。ちなみに、賦与能力は年齢とともに低下はするものの、全くゼロになるのではないという事例も見つかっています。

人においても両眼視細胞がうまくできないと斜視になることは、もうお分かりいただいたと思います。「両眼視機能は二歳までにほぼ完成する」と書きましたが、何かの不都合で遅れた場合でも、両眼視細胞は小学校入学前には完成し終わり、その後にはもはや作られないと考えられます。ですから、もし斜視を手術的に治そうとすれば、そういう時期に行なわないと成功しないことになります。

少し専門的な話になりますが、実は斜視にもいろいろな種類があり、両眼視機能の低下の程度にも軽度のものから高度のものまであります。そして治療や手術の時期は、その程度にも左右されるのです。生まれつき目が内側に寄っている「内斜視」では、一歳になる前に手術をすべきだという見解があります。その一方で、疲れたり眠くなったときなど、斜視が時々しか出ない例ではもっと大きくなってからでもよい、あるいは手術をしないでもよいという見解もあります。

「間欠性外斜視」は多くの子供にみられる

後者の代表例に、「間欠性外斜視」があります。「外斜視」とは、片方の目が外に向くことで、この時は両眼視機能が障害されています。「間欠性外斜視」とは文字通り、間欠的に斜視が出ることを言います。

実は、日本人の多くは目の「安静の位置」が外側にあります。「安静の位置」とは、眠っていたり麻酔がかけられて意識のないとき、あるいは死んだときの目の位置です。したがって、「間欠性外斜視」は厳密に見ればかなり多くの日本人に見られると言えます。ちなみに、安静の位置が外向きにあっても、ふだんは目の位置がまっすぐの場合、専門用語ではこれを「外斜位」と言います。「斜位」では両眼視機能は正常です。

パソコン作業など近いところを見る作業の多い現代では、「外斜位」はやや不利な状態と言えます。なぜなら、近くを見るには目を寄せる（輻湊）眼球運動が必要ですが、外斜位だと安静の位置からより多くの角度を寄せる必要があります。それだけエネルギーを使うわけですから、疲れの原因になります。その疲れが間欠的に外斜視を生じさせる原因にもなり得るのです。

「午後になると疲れて、パソコンの前に行くと、吐き気を催します」、「目が疲れ、肩がこり、頭が痛くなって、とても仕事になりません」――近頃、こうした二十歳、三十歳代の患者さんが増えています。これらはいずれも「眼精疲労」の典型的な症状です。よく調べると、こうした症状を訴える人の中に「間欠性外斜視」を持っている人がよく見つかるのです。

ここには、二つの問題があります。一つは、ほとんど一日中パソコンに向かっているような視環境は就職するまで遭遇しないこと。もう一つは、パソコンは人の健康を考慮して作られた器械ではないということです。

手術をすべきか、手術時期はいつか、というのは個々の例で異なり、また医師によっても若干の見解の違いがあります。

しかし、パソコンをはじめ、人間をとりまく視環境は経済発展という魔物の中にあって、人々にとって過酷にこそなれ改善されることはありえないでしょう。だとすれば、人間のほうを視環境に適合するように改造するしかありません。

そこで私は「間欠性外斜視」、特に小児の患者さんに遭遇したときには、「このお子さんが将来、田園で遠くを見ていればよい仕事に就くと決まっているならともかく、事務職をはじめとする読み書きやパソコンを使用する仕事につく可能性があれば、この状態を小児のうちに治しておいたほうがよいと思います」

と指導します。

なぜ小児のうちなのか――。それは脳が若いほうが、新しい目の位置に早く適切に対応しやすいからです。先ほど「両眼視細胞は遅くとも小学校入学前には完成し終わっている」と述べました。つまり、この時期までこそが、性格の明確でなかった神経細胞が両眼視するための神経細胞に変われる「柔軟な力」を持っているのです。このような時期に手術をしたほうが「新しい目の位置に脳が対応しやすい」ということはお分かりいただけたと思います。

目と耳の相乗作用

一刻を争う正念場

「なぜ目が動くか」のところで見たように、生物は何か興味を惹くもの（例えば敵やエサ）が視野に入ると、そちらのほうに目を素早く動かします。それが「衝動性眼球運動」というものです。その目の動きが始まるまでの時間（専門用語で「潜時」という）は、一秒の四分の一という非常に短いものです。

目で見たものに対する生物の次の行動は、敵から逃げるにしてもエサにありつくにしても、一刻を争う正念場です。早ければ早いほど、その生物にとって有利なわけです。つまり、視野に入ったものが何であるか、それが「敵かエサか」をできるだけ早く確かめるために、「衝動性眼球運動」はできるだけ早く始動する必要があるのです。これで生死が決することもあるからです。

怖い「お化け屋敷」を作るには

さて、実験的に次のようなことが証明されています。

もし、視野に入ったものが「敵」だったとします。視野に入ると同時に、その敵が「ガサガサ」という音も出したとしましょう。このときの衝動性眼球運動の潜時は、音がなかった時に比べて明らかに短くなるという事実です。これは視覚と聴覚の相乗作用です。このように「視覚と聴覚」といった、二つ以上の感覚を統合して認知するという機能が脳には備わっています。

では、できるだけ怖い「お化け屋敷」を作るにはどうしたらいいでしょう。この事実を元に考えてみてください。つまり、形で視覚的に怖がらせるだけでなく、音で演出したり、風を出してみたり、触った感触でおどしたり、においも使ったりとさまざまな感覚に訴えたほうが、怖さも倍加するはずです。

このように、視覚や聴覚、触覚、味覚、また嗅覚などを併せて利用することで、一つの感覚だけを使うのとは比較にならない大きな情報が得られるのです。健常な人でもそうですから、視覚や聴覚の機能が低下したり失われた人の場合には、他の感覚をいかにうまく効率的に動員するかによって、予想以上の情報が得られる可能性があります。

これは人間を含む生物の目や耳、脳の力の潜在的な大きな可能性を示すものです（「多感覚システムを磨こう」の項参照）。しかし、障害を持った方にとって必要なこのような研究は、残念ながらまだあまり行なわれていないのが実情です。

視覚の方程式と心

視覚の方程式は解けたか？

ここまで、目と視覚の驚異的な仕組みが生まれてからどのようにして成立していくのかについて、できるだけ分かりやすく説明してきたつもりです。それが解明されたのは、神の領域に属するとされていた「大脳のメカニズムを探る」という禁断の領域に「大脳生理学」「神経生理学」の学者たちが、敢えて挑戦した二十世紀後半の成果です。

「神経生理学」の中でも、「視覚」という機能はその代表格であり、視覚の方程式を解くことが脳のメカニズムを明かす一つの重要な方略であったこと、またそれが視覚の「発達生理学」を飛躍的に進歩させたことは多くの人が認めるところです。

数量化できない「クオリア」

とはいえ、まだまだ一行の式さえ作られていない未知な領域もあります。それは簡単に言えば、「心」や「意思」に関する問題です。

どういうことかと言えば、例えばサルなどを使った大脳生理学の研究では、サルに課題を与え、それに成功したらジュースなどの報酬を与えるという方式がよく使われました。サルにこの訓練をしていると、対象に目を向けたりする動作が無意識のうちにだんだん予測的になっていきます。このような「無意識化されたパターン」、または「無意識の注意」(『眼と精神：彦坂興秀の課外授業』、医学書院、二〇〇三年)がどのような仕組みで生ずるのかは、まだ分かっていません。

それ以前に、こうした課題に対しての「注意」や「注目」の問題、また課題を正確に実行するための「意欲」の問題もあります。しかし、このような「心」や「意思」に属する前提の問題にはほとんど触れられずに研究が行なわれています。その理由は、心理学的には考察できても、生理学的には研究し難い領域だからです。

「赤い色の感覚、水の冷たさの感じ、そこはかとない不安、たおやかな予感、私たちの心の中には、数量化することのできない、微妙で切実なクオリアが満ちている」――。

これは、いまテレビなどで大活躍されている茂木健一郎氏の『脳と仮想』(新潮社、二〇〇七年)の一節です。脳科学の用語である「クオリア」とは、「感覚質」と訳され、式にしたり計量したりできないもので、それゆえ科学研究の対象にはなれませんでした。そのうえで茂木氏は、第一義的には、現実の世界を見る為に進化してきた私たちの視覚は「色や形といった属性に、様々な解釈を貼り付け」、それが若い女性にも老婆にも見えたりすることを示し、属性は確固たる(計算可能な)存在だが、若い女性や老婆を思い浮かべるとき、それは脳の中で生成された「仮想」であり、すでに現実世界から独立した不可思議な世界――と説いています。

彼の書を読むと、神聖な、そして禁断の領域に人が手を伸ばして蓄積された神経生理学の成果も、実はまだまだごく一部の側面を見ているだけだということがよく分かります。

そして、人の心や魂はあくまで方程式で解けるはずのない世界だと思っている私にとっては、そのことがかえって胸をホッとさせるのです。

第二章　目と脳と心の秘密

信号を見落とす人、見落とさない人

「注意障害」とは

医学の領域、特に精神医学で用いる「○○障害」は、現在次のように使われています。まず、健常な人には備わっていると考えられる機能が欠落している場合に使う「人格障害」「学習障害」「適応障害」といった用法。そして「パニック障害」「注意欠陥多動性障害」「社会不安障害」「身体表現性障害」などのように、その人に顕れる症状や原因となる因子を冠してつけられる用法があります。

精神医学の用語は時代とともにどんどん変遷していて、私が医学生のころに習った言い方と現在ではずいぶん違ってきています。例えば、以前「心臓神経症」とか「不安神経症」といわれていたものは「パニック障害」に代わり、「神経症」は「不安障害」に代わりました。そしてまた、「身体表現性障害」のような新しく導入された概念もあります。

こうした中に「注意障害」というものがあります。この場合、注意が散漫になり、集中できない、見落としがある、またそれを繰り返すといった症状が出ます。これは脳炎や頭部外傷の後遺症、認知症の比較的初期に出やすいものです。

もっとも、健常者でも少しも見落としがないなどという人はありません。考えてみれば、私も若い頃、学校の試験での見落としや読み間違いはしょっちゅうでしたし、一方通行の道路標識を見落として逆走しそうになって注意されたこともあります。近頃では、目の前にあるのに、ときには自分の手に持っているのに、「どこに行ったか」と探し回ったりと、明らかに「注意障害」というべき事件が起こります。

そうなると、健常と病気の境界の判断が難しいわけですが、同じ失敗が何度も繰り返されれば、それは病気の範疇と考えられます。

一方通行の逆走は誰のせい？

信号の見落としや一方通行の逆走は大事故につながります。これを「不注意」という一言で片付けるには事が大き過ぎます。ですから、そのようなことが絶対といっていいほど起こらないように、標識は位置や高さ、表示の色やコントラストが検討されています。

自分の不注意を人のせいにするつもりはありませんが、それでもたまに信号が日の光に反射したり、木の枝葉に邪魔されて見づらかったり、標識やミラーが汚れて見づらかったりということを経験します。また、標識や信号そのものの問題ではなく、道路自体の問題であることもあります。直進の両方通行だった道路の先で、突然一方通行になるというような、明らかに設計ミスと思われる道路もあります。もっとも、私の住んでいる世田谷の道は設計企画して作られたものでなく、農道を車道にしたところが多く、一方通行ばかりですが……。

標識や信号、あるいは道路はその適切さが健常者を対象にして検討されてはいても、視覚の不自由な人、注意障害のある人がいることは想定されていません。軽度の障害があっても、運転免許試験に合格したり、更新したりすることはできます。しかし、交通法上こうした軽度の障害に対しての担保は何もないのです。

私はこうした軽度の障害をほじくり出して「運転免許を取り上げるべきだ」などと乱暴なことを言うつもりは全くありません。むしろ反対に、そういう不自由さを有している人でも、健常者と同じような安全が担保される環境で運転できるようにすべきだと言いたいのです。高齢で一人暮らしの方であれば、移動に車は必須かも知れません。また、町まで買物に行くのに車がないと困る地域もあるでしょう。

「色への配慮」の欠如

先天性に色覚異常のある人は、日本では三〇〇万人以上おられます。程度の差はあってもそうした方々にとって一番の問題は、職業などで差別を受けることだという話を、前著『目は快適でなくてはいけない』（人間と歴史社、二〇〇五年）で書きました。

色覚異常者は色が判らないと誤解している方が多いようですが、単色が判らないことはまずないのです。彼らに最も生じやすいのは「信号を見落とす」ことだという実験があります。つまり、ゴチャゴチャした景色の中で、青・赤・緑といった一つの色を見い出したり、区別したりすることが難しいのです。だとすれば、都会の信号の背景にはいろいろな色の建物や看板があったり木が植わっていたりしているため、いっそう条件が悪くなります。そうしたことへの配慮というのは、残念ながらなされていません。

では、「高次脳機能」と考えられる「視覚注意」とは、脳のどの部分の役割なのでしょうか――。それは前頭葉にある「前頭前野」です。ここはヒトと他の動物の脳とで最も違うところとされています。ヒトはこの「前頭前野」を発達させたことによって、ものに注目し、覚えたり感じたり、よいことと悪いこととを見極めたりと、高度な精神活動を行なうようになったのです。また、想像したり、発明したり、芸術を生み出すためにも、「前頭前野」は重要な部分とされています。このように「見る」という外界からの入力をどう料理し、味付けするかはこの「高次脳機能」に拠るところが大きいのです。

「注意欠陥多動性障害」と「学習障害」

ところで、「ゲーム脳」という言葉を耳にしたことがあるでしょうか。「ゲーム脳」に陥ると、ものの善悪がわからない、同情心のない、コミュニケーションが下手な切れやすい人間が育つと言われます。その背景には、ゲームに夢中になって多くの時間を費やしてしまう、同じ味のレトルト食品を食べるといった、自分で工夫しなくても何でも出来合いのもので事が済むという社会状況があります。そうすると、前頭葉で行なわれる「想像力」は働かなくなります。前頭葉を通らない既定の、同じパターンの神経信号伝達しか起こらなくなるのです。

「ゲーム脳」とは直接関係ありませんが、「前頭葉」に関連するいくつかの障害が社会問題となっています。一つは「注意欠陥多動性障害」、もう一つが「学習障害」です。

「注意欠陥多動性障害」は「ＡＤＨＤ」(Attention Deficit／Hyperactivity Disorder) とも呼ばれ、この障害を持った子どもは、教室で集中できない、動き回るといった症状が現れますが、必ずしも知的発達の遅れがあるわけではありません。

これと同じように、軽度の発達障害に分類されるものに「学習障害」(ＬＤ) があります。これは「聞く」「話す」「読む」「書く」「計算する」「推論する」などの能力のうち、特定のものの習得だけに著しい困難がある場合を指します。ＡＤＨＤと合併する場合もありますが、単独で見られることもあります。

これらは前頭前野の発達不全、もしくは発育遅延が原因となっている可能性が指摘されています。成人になるにつれ改善してくる場合も少なくないと言われますが、成人になっても症状が残る場合もあります。ところが本人も周囲もそのような障害があることに気づかないため、周りから大いに誤解されてしまうことが社会問題化しています。

色覚障害を持つ人のために色彩や背景を考える必要があるのと同様に、ゲーム脳でなくてもこのような発達障害があり得ることを私たちは理解し、受け容れてゆく社会を作らなくてはなりません。

目の耐用年数

「若いときはよく見えたのに」

「遠視」の人は、若い時はものがよく見えて、「視力検査で二・〇も見えた」などと自慢します。しかし、残念ながら老眼の影響を一番受けることにもなります。

「老眼」とは、近いところにピントを合わせる「調節」という機能が低下することです。これは近視の人だろうが、遠視の人だろうが、万人に訪れる経年変化です。ただ、「近視」の人は眼鏡を外せばもともと近くがよく見えるため、老眼になってもあまり不自由を感じません。ところが反対に「遠視」の人は、程度にもよりますが、眼鏡なしでも遠くがよく見えるかわりに、調節力が落ちて水晶体を凸レンズ化しにくくなると（つまり老眼になると）、近くを見るのに凸レンズ眼鏡が必要になるわけです。

この仕組みが分からないと、遠視の人は若い頃によく見えただけに、「急に目が悪くなった」「急に老化した」と愕然とすることになります。「老眼なんて嫌だ」と我慢して眼鏡を使用しないでいたりすると、目の疲労感も増すことになります。

人間は年とともに、身体のあちこちに経年変化が出てくるものです。いつも不思議に思うことがあります。それは眼科に来られる患者さんの多くが、年とともに増えるシワや白髪、だんだん落ちてくる運動能力や消化機能、最近物忘れが多くなったことは認めても、なぜか目は劣化しないものと思い込んでいることです。

「目だけは私の自慢だったのに」「若いときにはよく見えたのに」——と、悔しさを表現する人が多いのです。

目の経年変化

「老眼」以外にも、目のいろいろな部分に、経年変化は表れます。まずは、外からよく見えるところからお話しましょう。

「黒目」といわれるところを覆っている、「角膜」という目の一番外側の透明な部分があります。この角膜の上下の、白目との境を見てください。若い人には通常見られませんが、六〇歳前後になるとほぼ六〇%の人に、角膜の端に白または黄白色の三日月状の混濁が見られます。はじめ下に、次いで上、次第に全周に環状に現れてくるため、「角膜環」と言います。

時には若い人にも見られますが、その大半は高齢になると目立ってくる「老人環」です。脂質が次第にここに溜まった結果で、なぜか男性に多いとされます。視力などに影響することはなく、治療する必要はありませんが、自分で確かめられる目の経年変化の一つです。

「水晶体」は、先に説明したピント合わせ、つまり「調節」の主役をなすところです。ここは関節とともに、調節力の低下（老眼）という形で人間の加齢変化が最もよく現れる場所の一つとされています。水晶体には調節力の低下だけでなく、「黄変」「混濁＝白内障」という変化が年齢とともに現れます。七十歳になるとほぼ一〇〇％の人に、程度の差はあれ白内障が見られます。この水晶体の変化が網膜上の輝度コントラストを低下させて視認性を悪くしたり、若い時より若干黄色もしくは赤味を帯びてものが見える原因となります。しかし、少しずつ経年変化した場合は、それを自覚する人はまずいません。

水晶体と網膜の間は空洞ではなく、ゼリー状の「硝子体《しょうしたい》」と呼ばれる透明組織で埋まっています。前章でやや詳しくみましたが、これも加齢により液化（水に置き換わってくること）が進行したり、網膜に接していた部分が剥がれたりすると、硝子体の中に小さな濁りが生じて、いわゆる「飛蚊症」（蚊が飛んでいるかのように見える）や「光視症」（光が飛んで見える）の原因になります。

網膜と視神経は更新できない

網膜や視神経は脳と同じ中枢神経の構造を持っています。この中枢神経の特徴は、「生まれた時の細胞をそのまま死ぬまで使用しなければならない」運命にあることです。皮膚や目でいえば、角膜や結膜の細胞は一定の期間働くと脱落して新しいものができます。これは古い細胞が脱落した分、細胞分裂という現象によって細胞が増殖し、常に細胞が更新される機構があるからです。

ところが、中枢神経の神経細胞には細胞分裂という増殖機能がありません。病気や老化で神経細胞を失っても、それを補って新しい細胞が出現することのない、更新の効かない運命なのです。

網膜には「視細胞」が一億数千万個あり、そのうち色を司る「錐体《すいたい》」が六〇〇万個、残りが光に敏感な「杆体《かんたい》」です。加齢に伴い、ヒトの「杆体」は年に〇・四％、「錐体」は〇・二％減少するという研究があります。ヒトがもし二五〇年生きるとすると、その時点で「杆体」はゼロになってしまいます。一方、ヒトの視神経線維の数は約一〇〇～一二〇万本ありますが、こちらは二十歳以降、年に約五〇〇〇本消失していくというデータがあります。つまり、二六〇歳でゼロになる勘定です。

私の臨床経験では、視神経線維数が五〇万を割り込むと、ほとんど失明に近い状態になります。すると健常な人でも早ければ一二〇歳、遅くとも一六〇歳で五〇万を割り込み、失明相当になるはずという仮定の計算ができるわけです。

一二〇歳まで生きても見える設定

大変面白いことに、ある研究によると「人は最長に生きても一二〇歳まで」と遺伝子にプログラムされているということです。つまり、その年齢までは目の病気さえしなければ、何とか失明を免れるように出来ているとも言えます。これは驚くほど正確な耐用年数の設定だと言えるでしょう。ただ建っているだけの鉄筋コンクリートマンションの標準的耐用年数は、約一〇〇年程度と言われます。もっとも、近頃強度の偽造が問題化していることを考えると、この数字は良すぎるかも知れませんが……。これから見ても人の視覚の耐用年数は非常に立派な数字と言わざるを得ません。

ただ大事なことは、耐用年数までの間、視覚機能は全く正常に保たれるというわけではないということです。年々、細胞数、神経線維数は減少し、それに従って視覚機能は衰えるはずなのです。しかも生体ですから、全く異変なく年をとることはむしろ奇跡と言えます。例えば、糖尿病や高血圧のために網膜に病変が生じたり、あるいは黄斑部という網膜の中で最も感度のよい部分にシワが寄ったり変性が生じたり、あるいは出血したり、剥離したりと、年齢とともに異変が出現する可能性のほうが高いのです。

このように考えると、優れた解像度で見ることを楽しむことのできる、極めて高度な機能を有する目を七〇〜八〇年も存分に使えれば、それだけでもう神様に感謝したい気分になるというものです。しかも、重篤な目の病気にならなければ、すぐに失明するわけではありませんから、それ以後も十分余禄《よろく》を楽しむことができます。

しかも、加齢変化の代表格である「老眼」は眼鏡などで矯正ができ、白内障も比較的容易に手術で治すことができる時代です。悲観することはありません。かといって、「加齢変化やそれに伴うすべての疾患も当然克服できるはず」などとは、お考えにならないほうがいいと思います。やはり、目にも耐用年数があることを理解し、加齢や病気による変化に思い煩わず、それはそれとして受け容れる「ノーマルエイジング」という考え方を提唱したいと思います。そして残った機能に感謝しながら人生を楽しむ――。そう考えたいものです。

近視大国日本

たかが近視、されど近視

ところで、日本が世界でも有数の近視国だということをご存じですか。数え方にもより

C

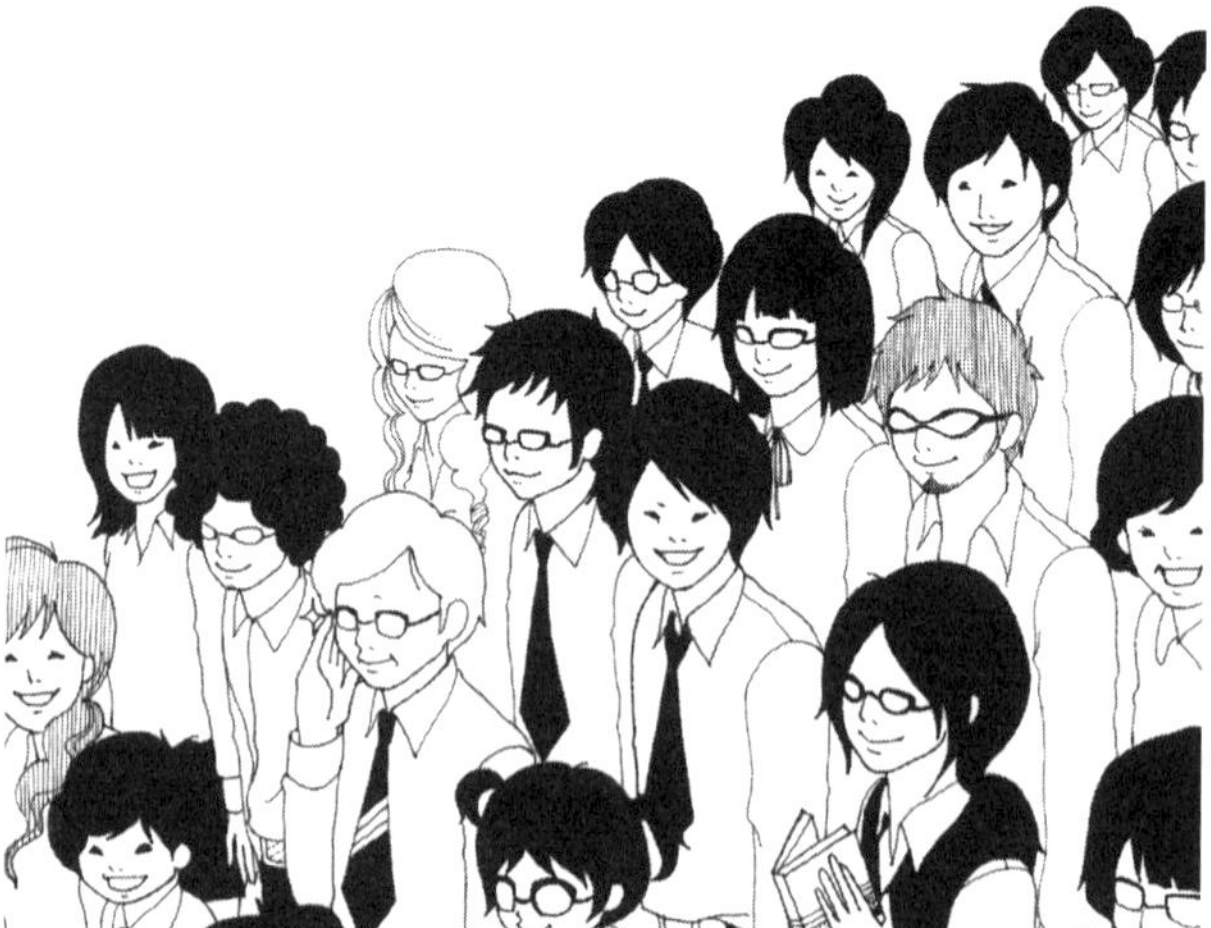

ますが、日本人の三分の二以上が近視とされています。近視というと、小学校や中学校の視力検査で、裸眼視力が下がって眼鏡をかけるようになることを思い浮かべる方も多いと思います。これは「学校近視」とも呼ばれ、大体二十歳までに近視の進行は停止します。ところが、強度近視の中には「眼球の長さ」（眼軸）が進行性に延長して、近視の度が進むものがあります。眼軸の延長に伴い、「網膜脈絡膜」も薄くなって網膜機能が低下し、矯正しても視力が出なくなる近視で、これらは「病的近視」「変性近視」と呼ばれます。

ある統計によると、「強度近視」は日本人の八％に見られるということです。また、この強度近視を持つ人たちは、緑内障や白内障、網膜剥離などの眼病を併発している頻度も高いとされます。その上、進行すると眼球が自由に動かなくなったり、目の位置が少々ずれたりして患者さんを悩ませます。

なぜ、そうなるのでしょうか——。頭の骸骨《がいこつ》を思い浮かべて見てください。目が入る部分は「眼窩《がんか》」と呼ばれる大きな穴になっています。病的近視では、眼軸が延び、眼球が大きくなるのにこの骨の穴の容積は変化しません。そうすると眼球はだんだん窮屈になってゆき、目を動かしている筋肉（外眼筋）の位置がずれたり、細くなったりします。その結果、眼球がずれたり円滑に動かなくなったりして、高度の斜視が出現したりするのです。

通説では、こうした方たちの多くは幼児期からすでに近視になっていると言われます。しかし、外来で診ている限り必ずしもそうでもなく、小さい頃はよく見え、中学・高校の頃から眼鏡が必要になったという、あたかも「学校近視」のような経歴を持つ患者さんも少なからずいます。また、単なる「強度近視」と、進行する「病的近視」の境界にある症例も少なくなく、その線引きはなかなか難しいというのが実態です。

「近視矯正手術」の誤解

「近視が治る」「眼鏡なしを実現」を謳った「近視矯正手術」が話題になっています。ところが、このような病的な進行性近視を持った方が「レーシック」などの「近視矯正手術」を受けるとトラブルになりやすいのです。

というのは、「近視矯正手術」は角膜のカーブを人工的に変えて近視の度を減らすものです。しかし、病的近視の正体である進行性の眼軸の延長という性質は、手術を受けても変更されません。ですから、近視に合併しやすい緑内障などの病気の合併率も、近視矯正手術によって影響を受けるはずもないのです。

にもかかわらず、こうした病的近視の方たちのなかには、いつも近視で苦労していることから、「近視が治る」「眼鏡なしを実現」といった宣伝文句に飛びつき、十分な検討もないままうっかり手術を受けてしまうケースがあります。しかし、のちのち眼軸が延びて新たな近視が出てきたり、眼軸が延長することで進む「網膜脈絡膜萎縮」によって視力がさらに落ちたり、あるいは合併していた緑内障が進んだりして、「せっかく高い代価を支払ったのに手術は無意味だった」とか「手術が失敗だった」「手術を契機に悪化した」といった誤解が生じ、手術した医師とのトラブルになったりするのです。

ところで、なぜ日本は近視大国なのでしょうか――。もし、この問いの回答をここで正しく書けたら、即座にノーベル賞でしょう。それほどの難問であり、大きな医学的課題なのです。

遺伝子の問題が学問的に注目され、候補遺伝子も同定されています。しかし、近視に関わる遺伝子がただ一つだけあって、それが「屈折」（近視か遠視かなど）をすべて規定しているという考え方は受け入れられていません。

また、環境説もいろいろあります。例えば、現代人の「近業」（近い距離での作業）の多さが近視化を助長するというものです。かつて私の恩師は、有機リン農薬などアセチルコリンを分解する酵素を抑制する薬物の慢性的曝露が原因だとして、農薬使用量と日本人の近視患者数が比例していることを報告し、大変注目を集めました。

暗いところで本を読んではいけない？

「暗いところで本を読むな」――。子供の頃、そう言われた経験があると思います。日本では「暗い環境でものを見ると目が悪くなる」（多分近視になる）という俗説が昔からあるようです。反対に欧米では、「照明が明るすぎる環境で育つと近視化する」と言われ、これもかなり信じられています。最近の話題としては、インスリンが眼軸延長を促すという説があり、幼年期のパンの食べ過ぎは近業より悪いと発表されています。いずれにせよ、近視は多因子疾患ということはできるでしょう。

医師にとっても、眼鏡やコンタクトレンズで矯正できる近視なら苦労はありません。また、屈折矯正手術で満足を得られる方も多く、これも幸せなことで問題ありません。問題なのは、これまで述べてきた病的近視の方々なのです。この方たちは視力が出にくいだけでなく、眼疲労感やうっとうしさを常に感じ、目の位置がずれることにも悩んでいます。

東京都では、近視性変化を意識して「網膜脈絡膜萎縮」が難病指定になっています。ところが、このような辛い「進行性近視」が決して稀な疾患ではないにもかかわらず、ほとんど公的援助を受けられないことは意外と一般社会には知られていません。

病的近視と日本知識人集団

私の臨床の現場で出会った「病的近視」の方々の顔を思い出してみると、読書がとても好きだったり、文筆家だったり、教育職や記者、官僚といった文字の利用が必須で、文字文化を大いに愛し、造詣の深い、言い換えると「目力」の強い、非常に質の高い知識人が多いことに気づきます。

「日本のクラシック音楽ファンは、質が高いが少ない。音楽会は、せいぜい数千人のそうしたファンの奪い合いをしているに過ぎない」という話を聞いたことがあります。それと同様、文字文化を愛する質の高い読み手はせいぜい数万か十数万人に過ぎず、毎年発行される七億冊以上という日本の莫大な数の書籍は、そうした数少ない質の高い読者の奪い合いをしているのだろうと思います。テレビを見たり、新聞に目を通す日本人は多いと思いますます。しかし、いろいろな領域の本を自分自身で買って読む人や新聞雑誌の論文を精読する読み手は、とても少ないと思います。

誤解を恐れずに言えば、病的近視と高い知能指数を有した日本人の優れた一団があり、その遺伝子が古代から脈々と受け継がれてきているのではないか。つまり近視を構成する遺伝子（多分複数の遺伝子が関与）と、頭脳の質の高さを規定する遺伝子（これも多分複数の遺伝子が関与）とが、かなりの部分共通しているのではないか――。私は先の臨床経験から、そう思うのです。

過剰診断される緑内障

何でも「緑内障」にするな

以前は、緑内障は眼圧が高いことが必須条件でしたが、眼圧が正常でも、視野の欠損が進む「正常眼圧緑内障」という疾患が公認されて、診断に眼圧を重視する時代は去り、四十歳以上の十七人に一人が緑内障といわれるように、緑内障はありふれた病気となりました。難しい、稀な疾患を診断する時は神経を使う医師も、ありふれた病気に対してはその病名を付けるのに抵抗がなくなるのが人情です。

今日の緑内障診断には、「乳頭所見」（眼底検査でみることができる乳頭といわれる視神経先端部の所見）と「視野」が最も重要です。眼底所見は数字などで示されないため、診断医師の主観がまともに入ります。すなわち、医師の経験と知識、判断力に委ねられることになるのです。

「緑内障性乳頭」（視神経乳頭に特有の陥凹が生じる）の典型であれば、教育を受けた眼科医が間違うことはまずありません。ところが、乳頭の形状は個体差が大きく、もし先天性の変化や強度近視などによる変化があれば、診断は非常に難しくなります。

日本では次のような医師自らの恥をさらすような研究が行なわれることはまずありませんが、欧米では緑内障のエキスパートたちが乳頭を診て（立体写真などを用いる）、診断がどの程度一致するのかといった研究がよく行なわれています。

そういう検者間の一致率を、偶然の一致という因子を除いて表す統計量に「カッパ値」（ゼロから一で表され、ゼロは全く一致せず、一は完璧な一致）というものがあります。これは乳頭所見を診て、緑内障か否かを判断する医師間の一致率を示すものですが、これまでの研究報告では、「カッパ値」は〇・三四〜〇・六八など、〇・五前後の値を示す結果が多いようです。つまり、医師による一致率はおおよそ五〇％ということになります。これで緑内障と速断されては、患者さんはたまったものではありません。

「緑内障」といったん診断されるとどうなるでしょうか——。この病気は治ることがありません。糖尿病や高血圧と同じように一生コントロールが必要となります。つまり、一生眼科医への通院を続けなければならなくなるのです。また、目力は少しも失っていないのに、「失っている」あるいは「失いつつある」というレッテルを貼られてしまう。それだけでも精神的負担は計り知れません。

もう一つ、本来必要のない通院と診察待ちの時間を合計してみてください。何と多くの時間が費やされることか。一度かぎりの人生の多くの時間を無為に費消することになります。そのような影響の大きさを、医師は真剣に受け止めて診断しているのでしょうか。

「緑内障＝失明」はウソ

「疑わしきは罰する」——。眼科医の多くは、緑内障に関してそうした姿勢で診断と治療をしています。それは一方で、一般の人が持っている「緑内障になるとすぐにでも失明してしまうのではないか」という恐怖心を暗に利用する結果ともなっているのではないか——。そうした懸念を前著でも指摘しました。

例えば、七十歳の人に「緑内障」（開放隅角緑内障）のごくごく初期を見つけたとします。この人に「緑内障だから放って置くと失明します」などと脅しまがいの言葉を言い、毎月毎月眼科に通わせる。その度に眼圧を測って微細な変化に一喜一憂し、点眼を強要するという姿勢は医師として如何なことかと思うのです。

極めて初期であれば、視機能は健常者とあまり変わりません。七十歳のこの老人が、初期の緑内障を何も治療せずに失明するのは多分早くて三〇年後です。緑内障用の点眼ぐらいは続けてもよいかも知れません。しかし病医院に毎月通い、診察までの長い時間を待つより、その分老後を人間らしく楽しんだほうがよほど価値があるように私は思うのです。

「幻視」――シャルル・ボネ症候群

「頭がどうかしちゃった」

目が健康な人でも、目の中の環境が変化して、例えば硝子体が液化して収縮したりすると、「稲妻」が見えたりします。これは「ムーアの稲妻」と呼ばれる一つの生理現象です。

よく漫画で、目をぶつけて光や星がチカチカしている絵を見かけます。これはまんざらウソではなく、眼球は外からの刺激で放電しやすい構造になっています。また、このような「光視症」は網膜やぶどう膜に病気があるとより出現しやすくなります。目は刺激を受けやすく、とてもデリケートな神経器官なのです。

七十歳代の男性、Kさんの朝の回診をした時のことです。Kさんは両目の原因不明の視神経症で、左右眼とも視力表はみえず、目の前に示した指の数がやっとわかる程度の視力、「指数弁」という重篤さでした。

「先生、私はいま診察室にいる気がしないのです」

「どうしてですか？」

「今、芝生の上にいて、まわりには林が見えるからです」

いつも一緒にいる奥様は、

「このごろ病室でも変なことばかり言っていて心配なんです。頭がどうかなっちゃったんでしょうか」

「これは『シャルル・ボネ症候群』という十八世紀から知られている現象です。頭がおかしくなっているわけではありません」

Kさんはかつてマスコミで活躍していた人だけあって、「説明してください」と大いに関心を示します。実はご自身も「頭がおかしくなってきたのではないか」と少し心配していたところでした。

シャルル・ボネの大発見

スイスの哲学者シャルル・ボネが、一七六〇年に初めてこの現象を記載しました。白内障で、失明状態にあった八十七歳のボネの祖父が、そこには存在しない人や鳥、建物や馬車などが鮮明に見えるというのを観察していたのです。これは一種の幻覚ですが、精神的には何の異常もないのがこの現象の特徴です。しかし、もしこのことを医師や看護師が知らなかったらどういうことになるでしょうか。

それこそ驚いて、「痴呆症が出てきた」「何か精神病になったか」と誤解して不要な対応をすることになります。そうなれば患者さんも奥様も心配を募らせることにもなるわけです。成書には、「この現象が発見されたのは古いが、いまだに医師や看護師の認識が薄い現象である」と書かれています。

この現象では必ずしも具体的な物体や人物、生物、風景が見えるとは限りません。光視症のような光や稲妻が見えたり、模様や形が動くこともあれば、実際そこにあるものが変形したり、動いたりして見えることもあります。「風景全体が波のようになって、前後に揺れて見える。その速度が速い時はとても辛いんです」と訴えた患者さんもいます。

そうした幻視も常にあるとは限らず、大体一〇分から数十分続くとされています。また、朝起きた時に出現しやすい場合や外を歩くと出やすい場合など、人によって出方はさまざまです。このような現象の出現は、実はそれほど珍しいことではないといわれます。両目の視力がおおむね〇・二以下に低下している人に出現し、その内の一〇〜一五％にのぼるという高い数字を示す研究もあるほどです。

私どもの神経眼科外来でも、これまで一〇例あまりの症例を経験していますが、これは当科通院中のロービジョン者のおよそ一％に当たります。頻度にずいぶんと差があると思うかも知れません。私たちが経験した症例はすべて患者さんが自分から訴えた例ですが、先ほどのような一〇％以上の頻度を示している研究は、こちらから「そういう現象を経験したことはないか」と尋ねて出した数値です。

つまり、多くの人はこのようなことを経験していても、目が不自由な上に「気が違っている」と思われたくない、恐ろしくて口に出して言えないのでしょう。現に、診察を始めて一年ほどしてから、「私、先生にだけ告白します」と断腸の思いで、このことを口にした女性の患者さんもおられました。私が、「それは別に珍しい現象ではありません」「もちろん頭がおかしいのでもありません」と説明すると、この方はことのほか喜んで、実はこんなものも見える、あんなものも見えると、診察の度に説明するようになりました。

「今日も〝ボネ〟が出ます」

前述のKさんも、「今日は『ボネ』が盛んに出ます」とか「『ボネ』が出るのが少なくなって楽です」「今日の『ボネ』、いつもと違って色がきれいでした」と、上手に「ボネ」と付き合い出し始めました。ここまでくれば、こういう現象さえ「目力」に換えていると言えるでしょう。

ちなみに「ボネ」は、視力が回復してくると消失する傾向にあります。また、視力の回復と関係なく、数ヶ月から十数ヶ月で次第に少なくなるとされています。

退院後、数ヶ月して来院したKさんは、「視力の回復は一向にありませんが、もう『ボネ』はほとんど出てきません。夜中にトイレに起きたときにたまに出てくることはありますが……」と言いながらも、「やっぱり気持ち悪いですよ」と、笑いながら語るのでした。

このように目という感覚器は、健常であれ、病気であれ、本当にいろいろな側面を見せてくれます。

目は身体のバロメーター

「眼精疲労」の要因

「老視」「白内障」「加齢黄斑変性」など、加齢に伴う目の変調というのはさまざまです。

このことは「目の耐用年数」の項でも触れました。加齢というのは、誰にでも起こる全身的変化を伴うもので、目はそのことが最もよく表れる器官の一つだということが言えます。

目と目力は加齢変化にも敏感に対応しているだけでなく、身体の変調にもよく対応しています。

目の疲労は、目の不快感、頭痛や眼痛、目ヤニ、涙、目の充血や肩こりといろいろな症状を出します。休めば治る程度のものは「眼疲労」と呼び病気ではありませんが、慢性的になると「眼精疲労」という、れっきとした病的状態になります。「眼精疲労」は、実際に目に病気があって視機能に不都合がある場合やメガネやコンタクトレンズで適切な矯正が行なわれていない場合が多いのですが、最近ではそうではない眼精疲労の患者さんが増えています。

私は眼精疲労の要因として、三つの大事なものがあると主張しています。

一つは、「視器側」の問題。これはいま述べたように、目の病気があったり、適正な矯正が行なわれていないことが大きな要因となります。

二つ目の要因は、「視環境」の問題です。そういう視点で取り上げられないので見過ごされがちですが、パソコン、ケータイ、テレビゲームなど、私たちを取り巻く視環境はここ数十年で悪化の一途をたどっています。こうした機器は、無論、目のことを考えて開発されてきたものではありません。しかも、作り手に目や身体にどのような影響があるかを検証する法的義務もありません。しかし、人間も生物の一種ですから、このような急激で人工的な環境変化に直ちに対応するのは容易ではありません。

どのような根拠に基づいているのか分かりませんが、厚生労働省では一時間労働ごとに一〇～一五分休むように勧告を出しています。しかし、それとてどれだけ現場で守られているかは確証がありません。

三つ目の要因はその人の「心身の状態」です。身体に不調があれば眼精疲労は明らかに増します。目も身体の一部ですから、当然と言えば当然です。逆に、目の疲労が身体疲労にも影響することもあります。心の問題は次項で触れますが、自分がとても興味を持っていることであれば、長時間やっても意外と疲れないことは誰にでも経験があるでしょう。

この三つの要因の不調、不都合が度を越して、個々が持っている許容範囲を越えると、病的な眼精疲労としてさまざまな症状が出現することになります。

目を見て身体を知る

ところで、目は人間の身体の中でもとても目立つところにある器官です。また、眼科医が細隙灯顕微鏡や眼底鏡で観察すると、目の中まで簡単に見ることができます。内視鏡など使わなくても中までよく見えるのです。「眼底」を見ると血管の様子を見ることができ、血管の動脈硬化や高血圧や糖尿病による変化も見ることができます。時には、眼底出血などを見つけたり、「うっ血乳頭」といって両眼の視神経乳頭の腫れから脳腫瘍などの発見につながったりします。また、知らず知らずに進んだ腎臓疾患を見つけることもあるのです。

一方、目の表面だけ見て、その人の健康状態が分かることもよくあります。貧血や黄疸がひどくなってくると、「結膜」の色を見ただけで分かります。甲状腺の病気は、瞼や目の動きから見つかることがよくあります。「バセドウ眼症」では、その原因となる甲状腺機能亢進症の六〇％に目の変化が生じます。しかも、甲状腺の病気がよくなっても目の症状は必ずしも治りません。

このように、目の微細な変化から甲状腺の病気が見つかることもまれではありません。

「バセドウ眼症」は、早期に発見して眼科専門医での適切な治療が必須の病気です。

私の専門とする神経眼科の領域も目の所見がとても大切です。神経眼科医は瞳孔や眼位（目の位置）、眼球運動をよく調べ、中枢神経系の異常を探し出します。

このように、目はその人の健康状態をよく反映する器官であり、また脳を含めた全身の疾患の影響が出やすいところなのです。「目力」を存分に発揮させるには、目に現われる微細な異常も早期からケアしておく必要があります。

目は心のバロメーター

瞳を見れば心がわかる？

「瞳孔」というと、光で縮む（縮瞳）「絞り」の役割を果たしていることを知っている方は多いと思います。もう少し知っている方は、縮瞳するのは光だけでなく、近くを見た時にもそうなることも挙げるでしょう（近見反応）。

しかし、瞳孔の大きさは精神的状態や一日の時間、年齢などで変化することを知っている人は少ないかも知れません。驚愕したり、恐怖を感じたりすると瞳孔が大きくなります。これを「散瞳」と言います。その時は瞼も開いて黒目がちになり、外見的には「目力」が強くなります。これは交感神経が優位になった証拠で、生物が身を守る必要がある時に生ずる反射です。散瞳し、瞼が開くだけでなく、涙が出て、目は充血し、心臓もドキドキします。逆にのんびり平穏な気分で、眠くなるような状態では「縮瞳」します。副交感神経が優位に働いているからです。

朝目覚めた時は交感神経が優位に働いていますから、「散瞳」です。反対に夜になって眠くなると、「縮瞳」です。普通の状態で見ると、若い頃は散瞳傾向ですが、年齢を重ねるとだんだん縮瞳してきます。医学生に講義している頃、よくこんな話をしました。

「あなたがある人と出会ったとします。その人があなたに強い関心を持てば散瞳しているはずです。そしてそのあと、あなたといることに安心すれば縮瞳になります。相手からどう思っているか聞かなくても、瞳の変化で大体予測がつくのです。ところが残念ながら、日本人の虹彩は茶色いので瞳の大きさが見づらいのです。そういう時は下から覗きこむと見やすくなります。ただし、何をごそごそやっているのか相手に悟られないようにしましょう。眼科の診察でも、上を見てもらって瞳孔の大きさを評価します」

目の疲労と心

眼精疲労の要因に心の状態が関係していると前に書きました。面白くない作業を長時間続けた場合と、興味のある仕事をするのでは、同じ視環境の下で仕事しても「疲れ方」に大差が生じるという実験はいくつもあります。疲労をしないためには環境もさることながら、仕事に対していかに面白いところを見つけるか、モチベーションがいかに大事かという側面を如実に物語っています。

心に病気があっても眼精疲労や目や目の周辺に違和感を感じることがあります。違和感にとどまらず、「疼痛性障害」といって視器自体には全く異常がないのに目や目の周囲に頑固で持続的な痛みを感じ、日常生活にも支障を来すほどになるものもあります。

以前は、精神疾患と目や視覚の関係はほとんどないと思われていました。しかし、実はそんなことはありません。目というデリケートな感覚器官は、心の問題も反映しやすいのです。そのことに気づいた私は、日本で初めて「心療眼科研究会」という眼科医の勉強会を立ち上げました。

「心療眼科」の立ち上げ

「失明恐怖症」

「失明しないでしょうね?」——。

三ヶ月ごとの診察の帰りがけに必ずそう念を押し、「大丈夫です」という私の返答を聞いてから帰る患者さんが、おそらく両手に余るほどおられます。そしてまた三ヶ月後、「失明しないでしょうね?」——。

本当の眼疾患があって、治療や経過観察が必要な方もありますが、大半は医学的にはもう眼科に通院する必要のない方たちです。それでも三ヶ月の間に不安が募って、「大丈夫」の一声を聞きたくなるのでしょう。その声を聞けば、目に力が宿って元気になります。それでも一ヶ月と持たない方もいます。

「毎回待ち時間大変でしょう。次から二ヶ月にしましょうか」

「とんでもありません。一ヶ月にしてください。お願いします。本当は毎日でも来たいくらいです」

これはもう「心気症」（ヒポコンドリア）の部類に入る心の病気です。

行き場を失う患者さんたち

視力が回復しないことを告知するのは、眼科医にとって難しいことの一つです。

「もう治りませんから、通院しないで結構です」――。大学病院あたりで聞かれそうな対応ですが、その後に来る患者さんのショックや心理的葛藤を無視した心ない対応だと思います。

先日のことです。「非器質的視力低下」つまり、眼球や目から脳への伝達系に解剖学的＝器質的異常のない視力低下のため休職していた三十五歳の男性患者さんの奥様が小さなお子さんを連れて来院しました。

「先生、長い間主人を診ていただきありがとうございました。今日は予約日でしたが、先々週主人が亡くなりました。」

「えっ、どうしてですか？　事故にでも遇われたのですか？」

「咳が出るというので○○病院で検査を受けました。そうしたら、『サルコイドーシス』（肉芽腫を形成する炎症性の病気。ぶどう膜・網膜にも及ぶ）だという結果が出ました。

二度目の診察で、担当の若い女の先生が『サルコイドーシスで、この病気は治りません』と言ったのです」

「でも、治療は？」

「治療するほどではないけれども、治らないと言うのです。彼はとても落ち込んでしまいました。自分でこの病気についてネットで調べたら、悪いことしか書いてありません。それで首を吊ってしまったのです。この子が見つけました」

私はそのとき、まだ医師と患者の関係が十分にできていないたった二度目の診察で、あとの影響も考えず、素っ気なく不用意な医師の対応が思わぬ結果を生んでしまったことに怒りと衝撃を受けました。

確かに、医師としてはこの患者さんの反応は計算できなかったかも知れません。検査結果を患者さんに伝える自分の役割をただまじめに果たそうとしたに過ぎないかも知れません。しかし、その女医さんが「もしかしたら抑うつ状態ではないか」「ことによるとうつ病ではないか」と思案し、それを見抜いて適切な医学的治療を施していればこの悲劇は防げたかも知れないのです。「眼科といえども精神医学的知識は絶対に必要である」――と痛切に思った瞬間でした。

明確な原因の同定できない眼精疲労、視機能に異常はないのに目や視覚の訴えがあり、目力を失いかけている患者さんへの対応――。これらは眼科医を悩ます難しい問題です。

しかし、そういう問題にどのような対応をしたらよいか眼科医は全く教育を受けていないのです。

「目は異常ありませんから」「気にしすぎですよ」——それだけでは、患者さんは救われません。

また仮に心療内科や精神神経科に紹介しても、「それは眼科と相談してください」と言われるのが関の山です。多くの精神科医は「目や視覚の訴え」は苦手なようです。そうして眼科と精神科との狭間で、行き場を失った患者さんが埋没していくのです。

不安と向き合う

目や視覚の訴えを持つ患者さんは、当然、その身体科（内科、整形外科、産婦人科など身体の一定部分を扱う科）である「眼科」を受診し、眼科医を頼ります。精神医学的にも、まず身体科でのケアが最も大切といわれますが、それにしては眼科医がきちんとしたメンタルケア、精神医学の基本を修得できていないのが現状です。

ある抗精神薬のことで説明を聞こうと、それを扱っている製薬会社の人に会ったとき、彼は開口一番こう言いました。

「私どもは精神科以外にも、ほとんどの科の方に抗精神薬を使っていただいていますが、眼科の先生から引き合いがあったのは初めてで驚いています」

それだけ眼科医がこの領域にほとんど関心を寄せてこなかったのです。眼科の恥をさらすようですが、どの身体科にも心の病気が絡むのに、これは誠に怠慢極まりない姿勢だと言わざるを得ません。

現代の医学をもってしてもどうにも回復させられない目の疾患は数多くあります。回復不能な視覚障害を持った患者さんが失明への不安、生活への不安、経済への不安とさまざまな不安を抱え、尋常な精神を保てなくなってしまう例を私は数多く経験しています。大半の眼科医もそういう患者さんに遭遇しているはずです。そして、そういう患者さんにどう対応し、どうケアすればよいのか、悩んでいる医師も少なからずいると思うのです。

そこで私は、同様のことを考えていた杏林大学眼科の気賀澤一輝先生と語らって『心療眼科研究会』を立ち上げることにしました。発足に際し謳ったことは、

「どの身体科にも、心の疾患は関係してくる。身体科の医師たる眼科医はそれを知り、学ばなければ日常診療はできないはず」

というものです。そして第一回研究会には、周辺の医師しか呼びかけなかったにもかかわらず、眼科医など六〇人もが集まったのです。ここから私は、この領域がずっと待望されていたこと、しかしそれを正面から見据えたり、学習する機会に恵まれなかっただけであることを実感したのでした。

第二章

瞼《まぶた》に隠《かく》された秘密

瞼《まぶた》のすごい力

「眼瞼《がんけん》」も目の一部

眼球の前には「瞼《まぶた》」というとても重要な組織があります。医学では「上眼瞼」「下眼瞼」というように「眼瞼」という用語を使いますが、意外とこの組織のことは意識されていないように思います。

外見的な目力と関係の深い表現として、「目が大きくてきれい」というのがあります。それは眼球自体が大きいという意味ではなく、実は上眼瞼と下眼瞼の間の「瞼裂幅」が大きいことを示しているのです。つまり目を開けた状態、「開瞼」（開眼という言葉を使う人がいますが誤用で、正式には開瞼と言います）した時の幅が大きくて、「きれいだ」というわけです。目元を強調するための化粧は、古代エジプト時代から見られたとされますが、それは今日の女性の化粧も同様で、目をぱっちりと強調するアイメイクで「目力」を表現します。

瞼裂幅が広い狭いということは、当然個人差があります。ですから外見はともかく、機能の面からは通常気にならないので、ふだん眼瞼の存在を意識することはほとんどありません。

ところが、生まれつき左右の瞼裂幅に違いがあったり（先天性眼瞼下垂）、加齢によって瞼裂幅が狭くなってくる（加齢性眼瞼下垂）とか、あるいはいろいろな病気、特に上眼瞼を重力に逆らって持ち上げる筋肉（「上眼瞼挙筋」「ミューラ筋」の二種がある）の力が弱くなると、上眼瞼が下がり過ぎて邪魔だと感じます。

瞼と病気

そのほかに、眼瞼に関係のある病気として「甲状腺眼症」があります。これは甲状腺に現在、もしくは過去に病気が生じ、そのことが原因となって目や目の周囲にさまざまな症状を引き起こすものです。一番多い症状は瞼が腫れる、次いで瞼裂が大きくなって上の白目が見える状態になったり、眼球が飛び出した状態になったり（眼球突出）、いろいろな不快な症状が出ます。

瞼が腫れると、「目（瞼）が重い」「腫れぼったい」といった自覚症状になります。瞼裂が大きくなると、目が大きく見えていいではないかと思うかも知れませんが、片方だけがそうなることも多いので、その場合はとても気になります。しかも、下を向いたときは健常なら眼球と一緒に上眼瞼も下がってくるのが普通ですが、この病気では上眼瞼が十分下がってこないので、下を向いていても「目を剥《む》いている」感じになるのです。

この病気はかつて白人に多かったのですが、最近では日本人にもかなり増加しているように思われます。瞼以外に、目を動かす外眼筋が障害されて目の位置がおかしくなったり、ものが二つに見える「複視」になったりします。このような場合は、治療の対象になります。これは甲状腺の病気を治せば目も治るという、単純な図式の病気ではないのです。甲状腺の病気に関係しながら、目の症状はそれとは独立して発症しますから、甲状腺とは別個に眼科で治療しなければならないものです。

最近では複視までは出なくても、容貌の面から「何とかして欲しい」という患者さんが多く来院します。絶世の美女・クレオパトラがこの病気だったという説がありますが、女性に多いこの病気は、目と目の周りの不快感、疲労感とともに容貌の面でとても気になるようです。

以前は、このような容貌面は医学的対応の対象外と考えられていました。しかし最近では、そのことで悩んだり、人前に出たくないという気持ちになる状態も「病気の一端」と考え、治療対象にすることもあります。ただ、なかなか治療は厄介で、特に発症から時間が長く経過していると、不可逆的になっていることもあります。

目の表情と瞼の動き

「眼瞼」というのはとても微妙でかつ優雅な動きができるものです。眼瞼はふだん「瞬《まばた》き」（瞬目）という仕事をしています。この目の開け閉めの動きは、その人の心情や性格、また考えやそこはかとない美しさを、知らず知らずのうちに表していると言えます。

優れた俳優は、この動きを実に上手に利用して表情の演技をします。真剣な愛のささやきをする場面では瞬きはしません。ところがウソをついたり、自信のない言動では目をしょぼつかせて、瞬きを多くするという風にです。

一般的には、目が大きくぱっちり開いて、きりりとしている目を「目力」があると言っているようです。しかし、そういう静的な外見だけでなく、瞼の優美な動きはとても大事な目の表現要素です。このような瞼や眼球の動的あるいは静的な表情は、そこに重要な機能があり、その奥にその人特有の情感や精神活動があるからこそ、魅力にあふれるのです。

瞬きには、次章以降で触れますが、いくつかの種類があります。目の乾きを防ぐための「自然瞬目」のほかに、あるものから別のものに注意を変更するときに、一つだけ瞬きが起こります。カメラでいえばシャッターのような働きもしているのです。つまり、あるものに注意を注ぐきっかけを作る「信号」であるとも解釈できます。

このように眼瞼は、健常なときには全く意識しないものですが、実に大事な役割を担っており、そこにいったん不調が生じると、非常に気になり、その不快感は時として気が狂わんばかりの苦痛になるといっても過言ではありません。

瞼の動きに隠された秘密

「眼瞼けいれん」の謎

私たちは普通、会話をするとき、相手の顔を見ていてもその人の「瞼の動き」を意識することはあまりありません。ところがたまに、目をギュッとつぶる動作を繰り返したり、やたらと瞬きが多い人を見ると、「この人、目がおかしいのでは?」と気になるものです。

しかしこのことについて、これまであまり注目されることはありませんでした。ですが、「瞼の動きが円滑で自然」であることは、人がものを見たり注目する、そして考えるといった視覚的な意味だけでなく、それに伴う精神活動にとって非常に大切なことなのです。そして、実はそこに大事な秘密が隠されているのです。

これについて、ここで解き明かしてみたいと思います。

「眼瞼けいれん」という病気があります。病名だけ見ると、「瞼がピクピクする病気だろう。よく知ってるよ」と思う方もいるでしょうが、実は全く違うものです。これは意志に反して目が開けにくくなる病気で、それこそ、気が狂わんばかりの相当な難病です。

この患者さんは、目が開けにくい以外に、「目をつぶっていたい」「ショボショボする」「まぶしい」「乾く」「瞬きが多い」など、さまざまな訴えで眼科を訪れます。ところがまだこの病気の正体を知らない医師が多く、患者さんの訴えの特徴から大半が「ドライアイ」と速断されてしまうのです。

重症化すると、診察室でも目を開けられず、開けようと努力しても目の周辺の筋肉が動くばかりで、目は開かない状態になります。こうなれば多くの医師が文字通り、「眼瞼けいれん」と気づくはずです。

ところが、症状の軽いうちは、診察室で患者さんの表情を見ても健康そうに見えます。ただし、大半の患者さんは眉間に皺が寄っているのですが……。それでも、「先生、いつもいつも目のことが気になって物事に集中できません」とか「歩行中に物や人によくぶつかるのですが」などと執拗に訴えます。その訴えの内容は、一見ドライアイに似ているとはいえ、歩行中にものにぶつかるなどはドライアイでは起こり得ないことです。

そこに表現される症状と言えばたった一つ、「瞼の動きが円滑でない」ことだけです。

脳の回路の不調が原因

「眼瞼けいれん」という名称ですが、軽症のうちは名が体を表していません。つまり、「けいれん」と言うと、人はピクピク動いていることを想像しがちです。しかしそれは正しくありません。私はこの病気を「眼瞼けいれん」などと言わずに、「瞬目制御異常」としたほうが分かりやすく適切だと思うと、これまでも講演会や学会でも繰り返し述べてきました。

相当重症になると、目は開かずに目の周囲の筋肉だけが意志と無関係にピクピクと動きますが、軽症ではそんなことはないのです。余計な瞬きが入ったり、目の開閉をしている時に余分な動きが知らずに入ってしまう程度です。ただ、先人がそういう重症者を見てつけてしまい、歴史的にも確立している病名なので、一介の眼科医がいくら叫んだところで、もうどうしようもないかもしれませんが、誤解をさけるために「眼瞼ジストニア」という呼称を提唱しています。ジストニアとは筋肉が本来の動きではない勝手な動きをすることを意味します。

そして、私は患者さんに、「これは瞼の開閉スイッチが不調になった病気で、そのスイッチは脳の中にあります」と説明しています。つまり、瞬目や目の開閉に関する脳の命令系統回路に不調が生じる——それがこの病気の正体です。

正しく診断されない患者さんたち

この病気は、軽い場合は一見すると何の異常も見つからないので、正しい診断をつけてもらえません。すると患者さんは、他の眼科や神経内科、メンタルクリニックなどを転々とすることになります。当院で正しい診断がつくまで、一〇軒以上の医療機関を訪れたという方も、決して少なくありません。

「電柱にぶつかり、階段を踏み外し、ついに白杖のお世話になって、仕事を一年休みました。有名な眼科をまわりましたが診断がつかず、苦しむこと二年。正しい病名がわかったときには、それだけで苦しみが半減する思いでした」――。

これは、日本を代表する物理学者で、ロレアルユネスコ女性科学賞も受賞している米沢富美子氏が、この病気の啓蒙のために出版した『目がしょぼしょぼしたら――眼瞼けいれん？』（清澤源弘・若倉雅登、メディカルパブリケーションズ、二〇〇五年）のために寄せて下さった推薦文の一節です。

このように「眼瞼けいれん」は、臨床的には比較的軽症に見えても、普通の社会生活を営むことにさえ支障のある非常に辛い病気なのです。

厚生労働省で定める難病に入れてもらえないこの病気は、私の推定では、日本に二〇～五〇万人の患者さんが存在します。正しい診断を受けているのはおそらく五～一〇人に一人。診断がつかず一人で悩んでいる人も多いはずです。ドライアイと診断されている人の約一〇％はこの病気である可能性がありますが、医師はなかなかそれと気づきません。仮に正しい診断がついても、頑固な症状は続き、周囲からは全く理解されないこともあって、辛く深い悩みに打ち沈みながら、患者さんは日々を過ごしていると思われます。

「患者友の会」の発足へ

そこで私は、「患者さん同士で話し合える友の会を作ってはどうですか」と、通院している何人かの患者さんに提案しました。それが実を結び、二〇〇五年春に第一回の友の会例会が開催されました。

この病気に対する対症治療（残念ながら原因治療ではなく症状を改善させる治療です）の一つとして、「ボツリヌス毒素治療」があり、最近は第一選択治療になっています。同じ様に、この治療が適応となる病気に「顔面けいれん」があります。これは片側の瞼や顔面がピクピクする病気で、顔面神経が正常血管とぶつかって勝手に興奮してしまうことで起こります。「眼瞼けいれん」と名前はよく似ていますが、成り立ちも、症状も基本的に全く違うものと理解されています。

ただ、どちらの患者さんも「ボツリヌス毒素治療」を受けるときに病院の待合室で一緒になることが多いこともあり、「眼瞼・顔面けいれん友の会」という名称になって発足しました。このような『患者の会』を作ることを医療側も積極的に支援して、そこに医師やナースも関わるようにすれば、患者さんの悩みのもう一つの解決手段として機能するのではないかと期待したからです。

「瞼の動きが少々おかしいくらいで何のことはないだろう」――。これがこの病気に対する一般の理解でしょう。医師にも周囲にも理解されないこの病気を抱えた患者さんたちは、「同病者でないとこの苦しみはわからない」「友の会ではじめて私の苦しみがわかる人に出会えた」というほど、病気そのものとさらには社会の無理解に苦しんでいるのです。

この病気は重症になると、自分の力で目を開けることができなくなります。そうなれば、移動も読み書きも何もできなくなり、精神活動もほとんどない状態になってしまうのです。加えて「手で瞼を開ければ見えるでしょう」と、福祉サービスからは門前払いを食らう。それが日本の実状です。

私自身も実を言えば、この疾患の治療や研究に深く関わる十年余り前には、「瞼の動き」の不調がこんなにも人の社会生活を脅かすものであるということは、想像だにしませんでした。そして気のせいだろうと誤診していました。排尿や排便と同じように「健常な瞼の動き」もまた人間が生きていく上で大切な機能なのに少しも気づかなかったのです。

ある患者さんの手記

「お前は悪いと言わないで欲しい」

「眼瞼・顔面けいれん友の会」では会報を発行しています。その中から、枝川勝俊さんが寄せた「わたしの体験記」の一部を、ご本人の承諾の下にここに紹介したいと思います。その内容は、この難治な病気が医療界でも、社会でもいかに理解されていないかを端的に語っています。

——私が瞼の異常を感じたのは、平成十四年十二月のことであった。歩いていると自然に瞼が下がってしまい、手で瞼を押し上げなければ歩くこともできないのだ。初めは「ドライアイ」と診断されて、目薬を点眼するように言われたが、数週間しても症状は変わらない。何度目かの通院で「眼瞼けいれんの疑いあり」と言われて、別の病院を紹介された。

大学病院で「メイジュ症候群」（眼瞼けいれんのみならず、ほかの顔面筋にもジストニアという不随意運動が生ずる）と病名が告げられ、その頃には出社が難しくなり、休職、退職の道を辿ることになる。そして、ボツリヌス毒素治療などはほとんど効かない状態である。

——顔、顎、喉、声帯にもジストニアが広がり、会話もできず、食事をすると舌を噛んだり、誤飲してむせるようになった。

息子の病気を心配した両親は、あらゆる治療法を受けさせた。「気功」「占い」「気学」「お祓い」「湯治」「マッサージ」「運動療法」など……。だが病状は良くならなかった。

――病気の苦しみとその進行におびえる私は一人でいることが怖くなり、両親の近くにできるだけ寄り添うようになった。…（中略）…井上眼科を受診したのは、泣いてばかりいる時期であった。大学病院に不満を持っていたので、知り合いの紹介で受診した。

その折、枝川さんを診た私は、「メイジュ症候群」に間違いないが、瞼もさることながら喉のジストニアが非常に強く、この病気としては若すぎるし、重症例だと考え、遠方だがこの領域の権威である徳島大学の梶龍兒教授を紹介した。やがて枝川さんは徳島大学神経内科に入院することになる。

――ここには病気と共に、色々な人生があった。外の世界では年齢の老若で「死」が決まることが多い。しかし、ここではそんな約束はない。…（中略）…ここで私は自分が現在おかれている状況を認めることができた。過去への追想や未来への不安、今の状態を認められないことからやっと離れることができた。「死」を感じる人々は、指や手、足を失っても「生きたい」と願っていた。指先から肩へと徐々に「感覚」や「力」が無くなっていく人もいた。…（中略）…私の選択肢は以前より少なくなった。でも「死」が近くにいる人の選択肢はもっと少ない。その人たちが『選びたいカード』は「生きるカード」だけだ。そのためには、手や足、他の部分を失ってもよいと考えている。彼らにとって『私が選べるカード』はどれも上等なもので、このカードに不

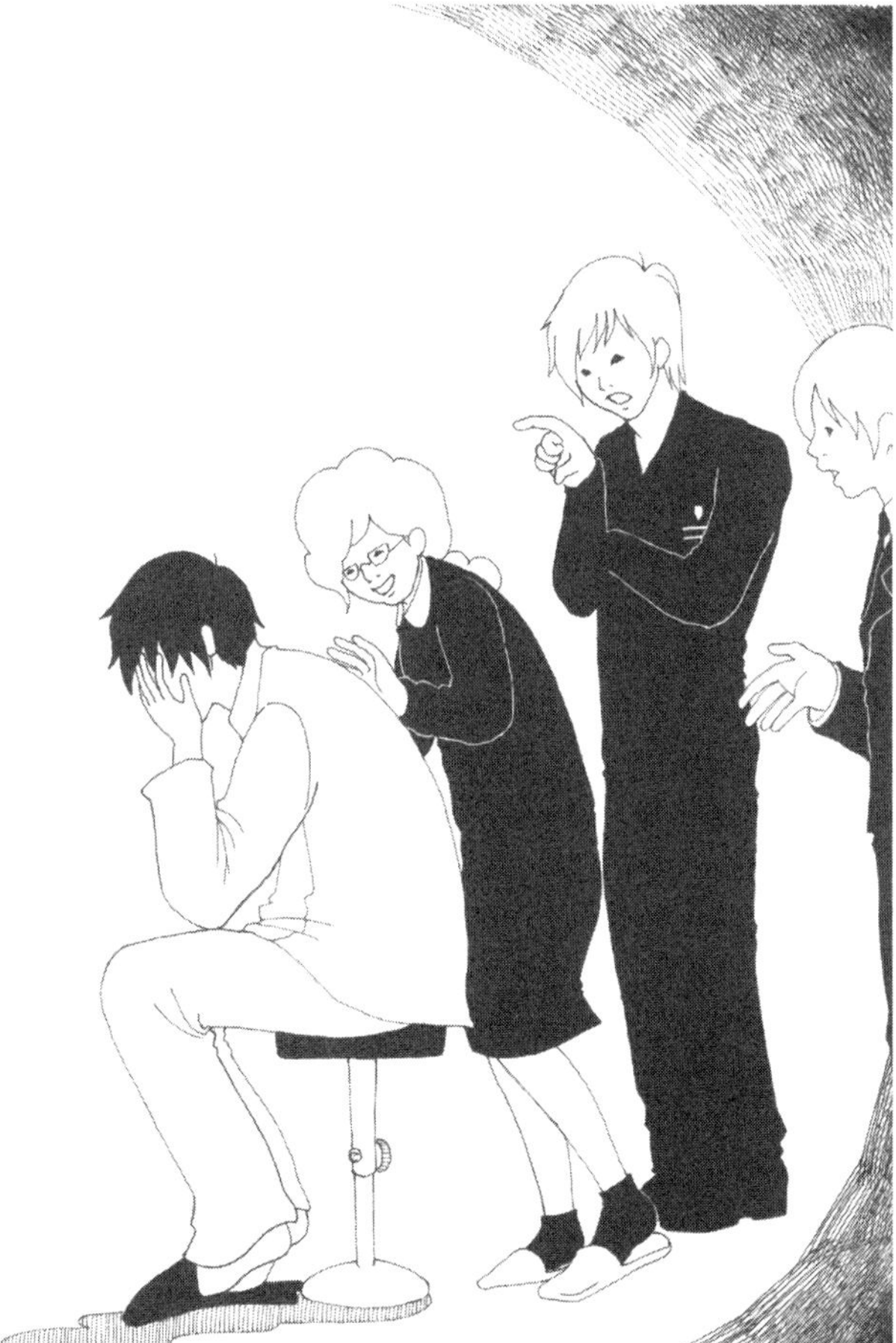

満を持っていることに対しては「なに贅沢を言ってやがる。なんならカードを取り替えてやりたい」と思うことだろう。

病気をして一番イヤだったことは、家族や知人から「気力があれば病気が逃げていく」とか「今までの生活習慣に悪いことがあったからだ」とか、「考え方を改めないといけないね」と言われることだった。病気は治らないが、それを認めて生きていこう、と思っても、「そんな心ではダメだ。絶対病気に勝つ気持ちでないから治らないんだ」と言われる。……（中略）……特に病気で弱っている心に「お前は悪い」と言わないで欲しい。不幸なことに人間は悪いことを沢山しているし、病のおかげで後悔する時間はいくらでもあるのだ。どうかご家族や病人の周りにいる人々は、この気持ちを判ってください……。

解説は、もう必要ないでしょう。医療者や患者さんの周囲が、その病気に対して無知であったり、その苦しみを理解しないことが患者さんにとってどんなに残酷なことか。逆に、支持的な対応が患者さんにどれだけ救いになることか――。そのことがよくわかります。

瞬きの大切な機能

瞬きの作用

そもそも瞬目——瞬きの正体は何なのでしょう。

瞬きには「自然瞬目」「随意瞬目」「反射瞬目」とがあります。「自然瞬目」は、何も意識しないで、ふだん行なっている瞬きのことで、健常者では一分間に十二〜十八回程度の頻度です。これだけの回数を行なっているにもかかわらず、私たちは瞬目時の閉瞼（暗黒）を意識せず、連続的に像を捉えることができます。これも瞬目が、中枢で精密に制御されている証拠です。

では、一体何のために、私たちは瞬目するのでしょう。

「瞬き」の作用はいくつかありますが、その代表的なものを挙げておきます。

①眼表面を均一に潤滑にしておく作用。
②瞬目をきっかけにして涙を涙腺から分泌させたり、涙道（涙の排出路）を陰圧にして涙を流出させる作用。
③注意点を変更する時のシャッターの作用。
④風、光（眩しさ）、異物、目薬など、眼球表面に刺激があった場合の防御的作用（主

として反射性瞬目)。

このうち、①と②は以前から指摘されており、すでに確立し、受け入れられている考え方です。③は、「瞬目」と「注意」の関係を示していて、瞬きが人間の精神活動と深い関係を有することを示した、これまであまり注目されていなかった新しい考え方です。「注意」については、脳の視覚中枢や前頭葉帯状回といわれる部位が大きな役割を果たしているという研究があります。瞬目の中枢回路もまた、こうした部位を通るサーキットを作っている可能性があります。

「注意」を集中すると、瞬目が減少することも知られており、例えばパソコン作業では瞬目が半減し、テレビゲームではさらに減少するという研究もあります。前項で、「眼瞼けいれんの患者さんには事故やケガが多発する」と書きましたが、それは単に閉瞼してしまうからなのでしょうか。それとも中枢作用としての注意が散漫になるからでしょうか。私はおそらく、この両者がともに関係していると思っています。

ところで、「眼瞼けいれん」の患者さんは、強い「羞明」(眩しさ)を感じていることがとても多いのです。一体どうしてなのでしょうか。

これについて調べた機能画像の研究では、やはり瞬目の制御回路に含まれる脳の「視床」という場所に原因を求めています。「眼瞼けいれん」が単に瞬きにとどまらず、種々の不快な症状を有するのは、制御回路には種々の役割を担う脳の部位が含まれたり、機能修飾を受けているからに違いないと考えています。

このように「眼瞼けいれん」の症状は、目の周り、あるいは瞬きに現れますが、その正体は脳の回路に故障が生じていることによります。このことからも、目や瞼と、脳で行なわれる精神活動とは切っても切れない関係にあることがわかります。

役に立つ「ぽんぽこテスト」

瞬目は、心理状態にも大きく影響されます。注意を集中しているときやアルコールを飲んでいるときでは瞬目が少なくなり、反対に虚言を弄したり、興奮すると瞬目が増えることをよく経験します。「眼瞼けいれん」も、心理的にいやなことがあったとき、あるいは嫌いな人と会っていたり、不安感がある場合は明らかに症状が悪くなり、反対に気持ちが前向きのときは症状が改善すると言います。これらは、瞬目制御回路が他の精神活動に関連した信号に修飾されることを示唆しています。

瞬目の質は、こうした神経回路の性能を反映していると考えられ、瞬目の質を調べるよい方法があれば診断に有効です。私は以前、軽瞬、速瞬、強瞬という随意瞬目を患者さんに課すと、一見ではわからなかった瞬目異常が現れることを報告し、実際に臨床で活用しています。

「眼瞼けいれん」では軽くて歯切れのよい瞬目ができないことが多いのですが、もう一つ

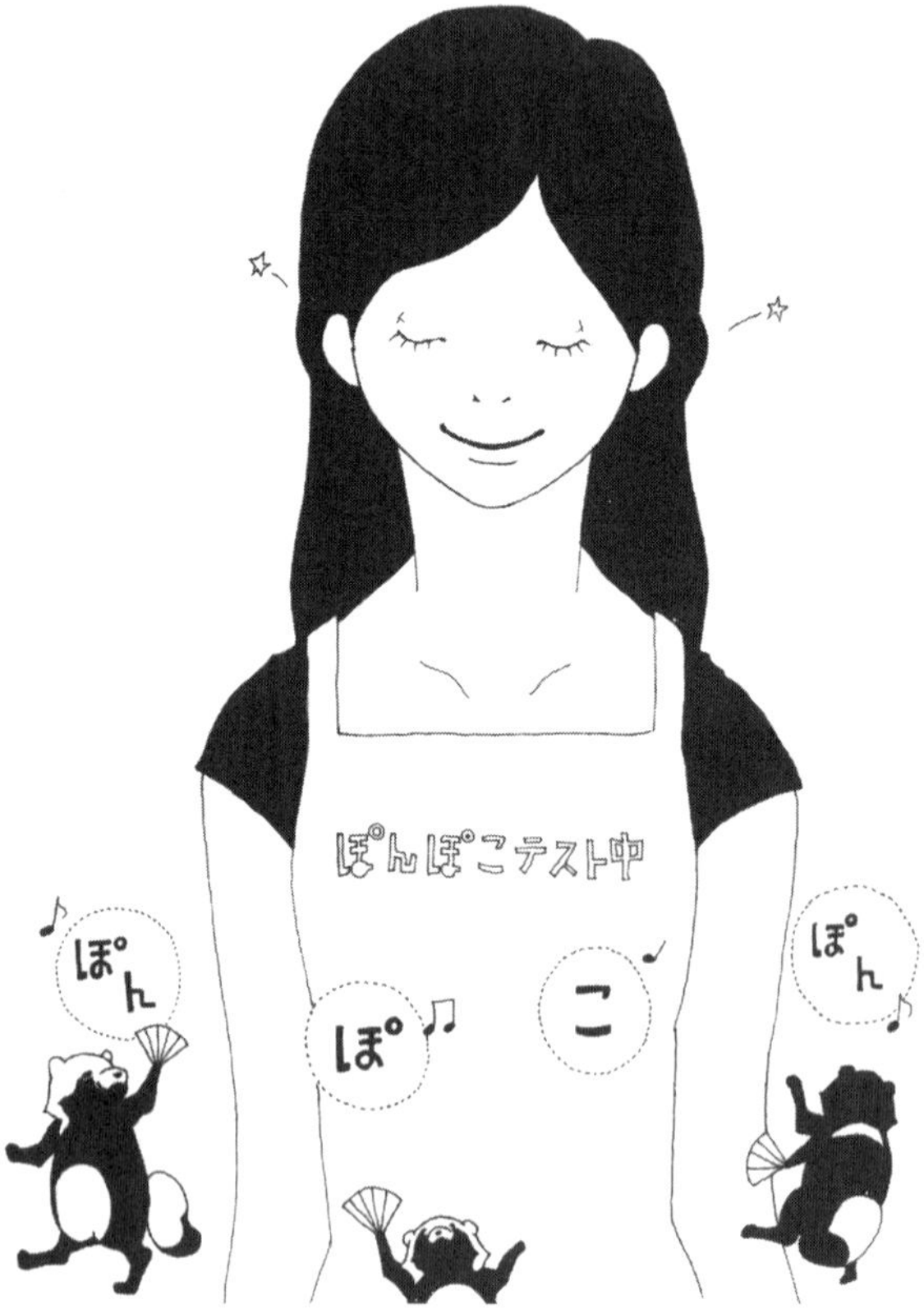
ぽんぽこテスト中
ぽん
ぽ
こ
ぽん

そういう患者さんに目立つのはテンポのよいリズムに合わせた瞬目ができないことです。

そこで私は、「ぽんぽこテスト」を考案しました。

これは「ぽんぽこぽん」というリズムに従って、「ぽん」「ぽ」「こ」「ぽん」と軽い瞬目（眉毛を動かすような強い動きでなく、瞼だけを毬《まり》つきのような軽いリズムで瞬きをする）を四回してもらうものです。

この「ぽんぽこテスト」、難しい学術を議論する学会には、いささか恥ずかしくて出せません。ですが、臨床の場では、瞬目異常を検出するのになかなか役立つ方法です。これを二度繰り返して、いずれもうまくできれば瞬きの性能はかなりよいということになります。最初の「ぽん」はたいていの人ができますが、「ぽ」「こ」のリズムの早いところがうまくいかない人が結構いるのです。

学会に出すのは恥ずかしいが、テレビのバラエティー番組ならいいだろうと『たけしの本当はこわい家庭の医学』という番組で紹介してもらいました。人気番組なので、ひょっとしたらご覧になったかも知れませんが、私はこれをもっぱら診察室で愛用して診断の助けにしています。あなたの瞬きの性能がよいかどうか、自己診断するのにも最適なテストです。ゲストの小林幸子さんはとても上手にできました。皆さんもどうぞ、お試しになってみてください。ただし、お断りしておきますが、これができないから即座に病気だというわけではありません。瞬きの性能は少し低いけれども、何も不快な症状が出ていなければば病気ではないのです。

瞼の動きの異常が見逃されやすいわけ

現代医学教育の欠陥

それでも最近、「眼瞼けいれん」が話題として新聞、雑誌、テレビなどで少しずつではありますが取り上げられ、社会的な理解が高まってきています。私も慣れないメディアからの取材やテレビでの出演を通して、この病気の特徴や社会の無理解が患者さんをさらに苦しめていることを訴えてきました。

また、医師の理解が高まることも期待して、機会を見ては医家向けの講演も行なっています。以前は、「新聞記事で読んだ内容が、私の症状がそっくりだったので」といったメディア派の患者さんが目立っていましたが、最近では医師からの紹介で来院するケースが増えてきました。これは、医師がこの疾患を認識しはじめたことを示すもので、嬉しい変化です。

一般に、医師は教科書に書かれてあることはよく勉強し、遺漏なく診察し、診断します。ところが、教科書から外れると、センスの差、経験の差、力量の差が歴然となるものです。例えば「眼瞼けいれん」の場合、眼科の教科書には一行も載っていないか、あっても数行です。数行では臨床的特徴はつかめないし、日常診療のなかでこの病気を頭に浮かべることは難しいでしょう。私もおそらくこの疾患に関心を持つ以前は、何十人、何百人という患者さんを見過ごしてきたのです。

眼科医がさらに苦手なのは、患者さんの横断的原因や異常についてです。つまり、眼科医は、眼球の異常といった縦割りの異常にはとても敏感で、正確に診断します。ところが、その原因や併発症状が全身的なもの、神経学的なものであったりすると「苦手意識」が出やすいようです。「目ではなく、その個人がトータルとして病んでいる」ことに気づけば病気の正体が見えてくるのに、「目」ばかり見ているので、わけがわからなくなるのかも知れません。

「VDT症候群」「慢性疲労症候群」「化学物質過敏症」など、特定の臓器や組織の器質的異常が検出できない疾患の考え方は、外科医たる眼科医には受け入れにくいのでしょう。そもそもこうした病名は、私どもが受けた臓器別、科別医学教育の中には出てきませんでした。そして今日でも、病気や患者さんを「トータル」として診る教育がほとんど行なわれないのは、医学教育の欠陥です。

「化学物質過敏症」の患者さんの手記

「眼瞼けいれん」の患者さんの一人、荻谷則子さんはその原因が「化学物質過敏症」でした。

――一〇年位前から不快な目の症状に悩まされておりました。近くの眼科に行きましたが、加齢によるドライアイとの診断で目薬のみの処方でした。別の病院では、更年期による自律神経失調症ではないかとの診断を受けました。

当時私は、不動産の営業をしており、新築マンションの販売センター内で長時間新建材に囲まれて仕事をしていたこと、七年前からは新築のマンションにも住んでいることも影響したのか、いつの間にか瞬きが多くなり、次第に目を開けているのが辛くなってきました。特にモデルルーム内ではその症状が顕著に現れたのを記憶しています。

(モデルルーム内は、事務所とは違い華美な演出のためホルムアルデヒドなどの化学物質を多く含む家具やインテリア製品が多いのです)

そのうち、通勤時の階段の昇降、車の運転にも支障をきたし、ある時には歩道の街路樹にぶつかったりと、とうとう仕事も辞めざるを得ない状況になりました。

その後も症状は一向によくならず、総合病院の神経内科を受診、そこで初めて『眼瞼痙攣《けいれん》』と診断され、精神安定剤、抗うつ剤、抗てんかん薬などを次々に処方されました。症状が良くならないので次第に薬の量が増え、このままでは薬漬けになるような不安が募り、思い切って担当医に相談したところ、若倉先生をご紹介いただきました。若倉先生は、今までの先生がその原因を加齢や精神的なものにしていたのと違って、仕事の内容や住環境等を細かくお聞き下さり、原因は『シックハウス』かもしれないと診断してくれました。自分が『シックハウス』（化学物質過敏症）にかかるとは思いもかけないことでショックでしたが、思い返してみると「それまでのことが、ああそういうことだったのか！」と全てが一つにつながる思いでした……。

私はこの患者さんを診たことがきっかけで調査を行ない、「眼瞼けいれん」のかなりの方々が、発症前に種々の化学物質に実際に接していた可能性があることを発表しました。

荻谷さんは、手記の最後に、「原因が分からなかった時は漠然とした不安が一杯で暗中模索の毎日でしたが『シックハウス』が原因と分かってからは随分と精神的にも楽になりました。今は、四、五ヶ月おきのボトックス注射による治療で症状も軽快、新たな仕事にも復帰できるようになり、先生に感謝することいっぱいです」と書いています。

目は考える器官

頭でなく目で考える？

「先生、ものって、頭で考えるものだと思っていましたら、本当は目で考えるものだったのですね」――。「目力」を充実させて戻ってきた、四十歳代の女性、Aさんの言葉です。彼女は一ヶ月前、目がショボショボして開いているのが辛いと感じ、当院を受診しました。初診担当の医師は、「何か心因性の症状ではないか」と、私にセカンドオピニオンを求めてきました。

私がAさんに話を聞いてみると、目を開いているのが辛くて仕事がはかどらない、車の運転も危ないと感じるようになっていると言います。確かに、「眼瞼けいれん」の症状に似てはいますが、瞬きにはっきりした異常が見られません。そこで、もう少し詳しく話を聞くことにしました。すると、仕事上の人間関係などで不眠が続いたため、近所の内科医で睡眠導入薬が処方され、お蔭で睡眠はだいぶよく取れるようになりましたが、三週間ほど過ぎた頃から目の調子が悪くなってきたことが分かりました。そして、「薬が目に影響することがありますか？」と聞くのです。薬の副作用かもしれないと、彼女自身が心配していたのです。

「お話を聞くと、眼瞼けいれんの初期症状によく似ていますね」

「眼瞼けいれんですか？　別にけいれんはしていませんが……」

「いやいや、眼瞼けいれんで本当に瞼のまわりのけいれんを自覚するのは、かなり進行してからです。この病気は目の開け閉めのスイッチの故障で、目を開いているのが辛いと感ずる病気です。あなたの場合には、非常に初期で軽いので、症状が表に出ておらず、瞬きにも異常がみられません。しかし、私たちは抗不安薬や睡眠導入薬の連用で、この病気が出現した例をたくさん経験しています。ですので、もしかしたらあなたの症状もその薬の副作用の出始めかもしれないと思ったのです」

「わかりました。今日からこの薬を止めてみます」

「急に止めると、眠れなくて苦しんだり、辛い思いをすることがありますから、無理をせずゆっくり止めてみてください。一日おきに内服するなどして……」

「わかりました。やってみます」――というわけで、一ヶ月後の再診予約となりました。

薬を止めたら眠れた?!

その一ヶ月後、

「先生、やっぱり薬のせいでした。止めたらだんだん治ってきました。それになぜかかえってよく眠れるのです」

これに続くのが、冒頭の、「先生、ものって、頭で考えるものだと思っていましたら、本当は目で考えるものだったのですね」——。

彼女によると、目がショボショボしていた間は、目のことばかりが気になって、ものを読んだり、考えたりができなかったと言います。

ところが薬を止めてみると、いつの間にか平気で新聞や雑誌を読んでいる自分に気づき、仕事のこともいろいろ考えてアイデアも出るようになったと言うのです。

「目で考える」とは、目の不快をいやというほど体験したAさんだからこその実感から出た至言だと思います。そこで、私一流の目力自慢が始まりました。

「そりゃあそうでしょう。人間の感覚情報の九〇%近くは、目から入る情報だと言われます。そういう視覚情報を得て、人間はものを考えたり感じたりする。そういうことのできる人の目は輝いて、目力があります。だから、あなたのいう『ものは目で考える』というのは、とても正しい表現かもしれませんね」

「ほんと、目は大事なんだなと思いました、今度のことで。先生に薬のこと指摘していただいたおかげです」

Aさんから感謝されましたが、同時にそれは私にとっても貴重な経験でした。「眼瞼けいれん」も原因があり、かつ初期なら完全に治る可能性のあることをAさんから学び、銘記することができたのです。

第四章　目力アップの秘密

目はそれぞれに違う

「白内障」――全員手術が必要か

人間には、左右二つのほぼ同じ形をした丸い目があり、一見誰も同じような目を持っていると思いがちです。

こうわざわざ書いたのは、「実はそうでもないよ」と言いたいからです。確かに、目の大きさや形状には平均値というものがあり、そこからあまり大きくはみ出ることはありません。しかし、目はとても精緻なものですから、少しの違いが実は大きな違いになるのです。

前に「近視大国日本」で取り上げた、「近視」のことを思い出してみてください。若いうちは近視でも、外見的には他の人と変わりません。ところが年齢を重ねるうちに、見えにくさが突出してきて、眼球の動きにくさも出てきます。それでも全く見えなくなることはまれで、不自由ながらも生涯視力を活用することができます。

「白内障」の個人差も大きいものです。七十五歳になると、ほぼ一〇〇%の人に水晶体の濁りが見られますが、「では、全員手術が必要か」と言えば、そんなことは全くありません。白内障のため、生活に不自由さがある場合に、手術を受ければよいわけです。

なかには、患者さん自身があまり不自由を感じないうちに手術を勧める眼科医もいます。反対に、少し不自由なだけで手術を依頼する患者さんもいます。しかし、最終的には、患者さんの判断が優先されます。毎日テニスをしたい人と、ほとんど自分の部屋で悠々自適に過ごす人とでは、基準が違っていいわけです。しかし、「老人会の○○さんが手術をして喜んでいるから」とか「隣の人が手術をして調子がいいから」という理由で、手術を決断するのはいけません。人の目も目力もみんな違うのですから……。

個人差がある目の位置

もう一つ、人によって違う話をしましょう。

それは目の位置（眼位）のことです。「眼位」は、健常なら真ん中にあります。ところが、第一章でも触れたように、人が死んでしまうと「解剖学的安静位」という、勝手な位置に移動してしまうのです。この「安静位」は大半の人が外側（外斜）にありますが、一人ひとり違います。中心が安静位の人もいますし、内側に安静位がある人もいます。

人が覚醒してものを見ているときは、安静位ではなく、中心の位置（正位）にくるのが正常です。この「正位」にするために、安静位置が外側の人は目を寄せる「輻湊《ふくそう》」という機能を使います。また内側の位置の人は、両目を外側に離す「開散」という機能を使わなければなりません。したがって、安静位置が外側の人が何らかの理由で、その機能に支障が起こると、ものが二つに見えて困る状態になります。

この場合、片目で見ればもちろん一つに見えるのです。しかし、ものが二つに見えても、両目を開けて生活できる人はいくらでもいます。利き目だけで見て、利き目でないほうからの情報を、脳でシャットアウトする「抑制」という便利な機能が働いて、うまく適応するからです。

このように人は皆、別々の性質を持った目を持っています。そして、それをうまく使って生活しているのです。ですから、目に関する限り、ほかの誰かと比べることはよくありません。自分特有の目の性質を知って、自分の目を大切に扱うことが重要です。

見ていても見えない

「見る」ことと「見える」こと

散歩中に珍しい動物や鳥を見つけるなどということは、近ごろの都会ではもはや望むべくもありません。歩いていたり、バスや車に乗っていて、大人が珍しいものを見つけて、

「ほらほら、見てごらん」

と言って、連れてきた小さい子供に見せようとしても、

「どこどこ?」

などと言い合っているうちにその珍しいものがいなくなってしまったり、通り過ぎてしまったり――。そんな経験をした方も多いことでしょう。

「子供はすでに、六ヶ月頃から大人に匹敵する視力がある」――。このことは第一章で紹介しました。ここでいう「視力」は、学校や眼科で測る視力のことです。これは通常、目を真っすぐ向けて、視標が網膜の中で最も感度のよい中心窩にくるように合わせて見る「中心視力」です。

「見える」ということは「見たものの意味が分かる」ことで、それは視覚経験と知能の発達に伴って成立してくるのでした。「どこどこ」と言っているうちに見せたいシーンが終わってしまい、大人たちをがっかりさせる事態とは、「見たものの意味がわかる」以前に「見つけられない」ということなのです。

つまり、これは視力そのものではなく、人としての「視環境への適応」という、別の能力だと考えられます。視力とは異なる、大事な「目力」の要素といえるでしょう。

目の機能を測るのに多くの人は「視力」を連想しますが、視力は本書で扱っている目力のごく一面だけを反映させた指標であり、視力がいいから目力がいいということにはならないよい例といえます。

私たちは一点を見つめて生活しているのではありません。自分も動けば、周りも動く。

あるいは、近づくものもあれば、遠ざかるものもある。不意に視野に入ってくるものがあり、一方で視野から消えるものもある。そして均一の背景もあれば、雑多な背景もあるというように、私たちは非常に複雑な動的環境の中でものを見て生活しています。そうした環境下で目的に応じてものを見るためには、目を真っすぐ向けて見る視力だけを使うのでは全く間に合わないのです。

人間という生物は、合理的にして高解像度の視覚を得るためにいろいろな眼球運動を獲得してきました。「目が動かないとものは見えない」の項でみたように、自分の視野に入ってきたものに素早く目を向ける「衝動性眼球運動」は、敵味方の判断やエサを見つけるためになくてはならない眼球運動です。また、頭を動かしても像が一緒に動くことはありません。それは頭位や体位の変化に対応して眼球が代償的に動いて平衡を保つ前庭の機構が働くからで、これを「前庭性眼球運動」と言います。この二つの眼球運動が、生物学的には最も根源的な眼球運動です。

近いところを見るには

人ではさらに、精緻な眼球運動が発達しています。中心窩が発達したことで、対象を網膜の中心で捉え続ける「滑動性追従運動」も、その一つです。また「両眼視」というのも、人間では高度に発達した視機能で、距離感や深さを測るのに極めて大事な機能です。

この両眼視を日常の視環境で利用するのにも、眼球運動を使います。

例えば、両眼視を保ちながら遠方から近方に進んでくるものを捉える「輻湊」という、目を寄せる運動がそれです。ここでは目を寄せる「輻湊」だけでなく、近づいてくるものに刻々とピントを合わせる「調節機能」と、それに従って絞りを絞る「縮瞳」（瞳が小さくなる）を同時に伴っており、三つを併せて「近見反応」と呼んでいます。

「キョロキョロ運動」のすすめ

先述した「滑動性追従運動」や、この「輻湊運動」は、野球などのスポーツではとても重要な機能と言えます。よく「動体視力」又は「動態視力」という言葉を耳にしますが、これは医学的用語ではありません。一般に「動体視力」と言っても共通する定義はなく、科学的裏付けが乏しいまま、勝手な解釈でこの言葉が使われているのをしばしばみかけます。しかし、眼科で測定する視力や視野だけが目の機能を反映しているのでないという観点から言えば、より日常視に近いものを評価する言葉としては便利です。

ここでは「動体視力」を、いろいろな眼球運動や瞬目を用いながら利用している日常視機能の総合力、本書でいう「目力」の主要要素として捉え、話を前に進めることにしましょう。

ところで、今日、私たちの視環境が偏ったものになっていることにお気づきでしょう

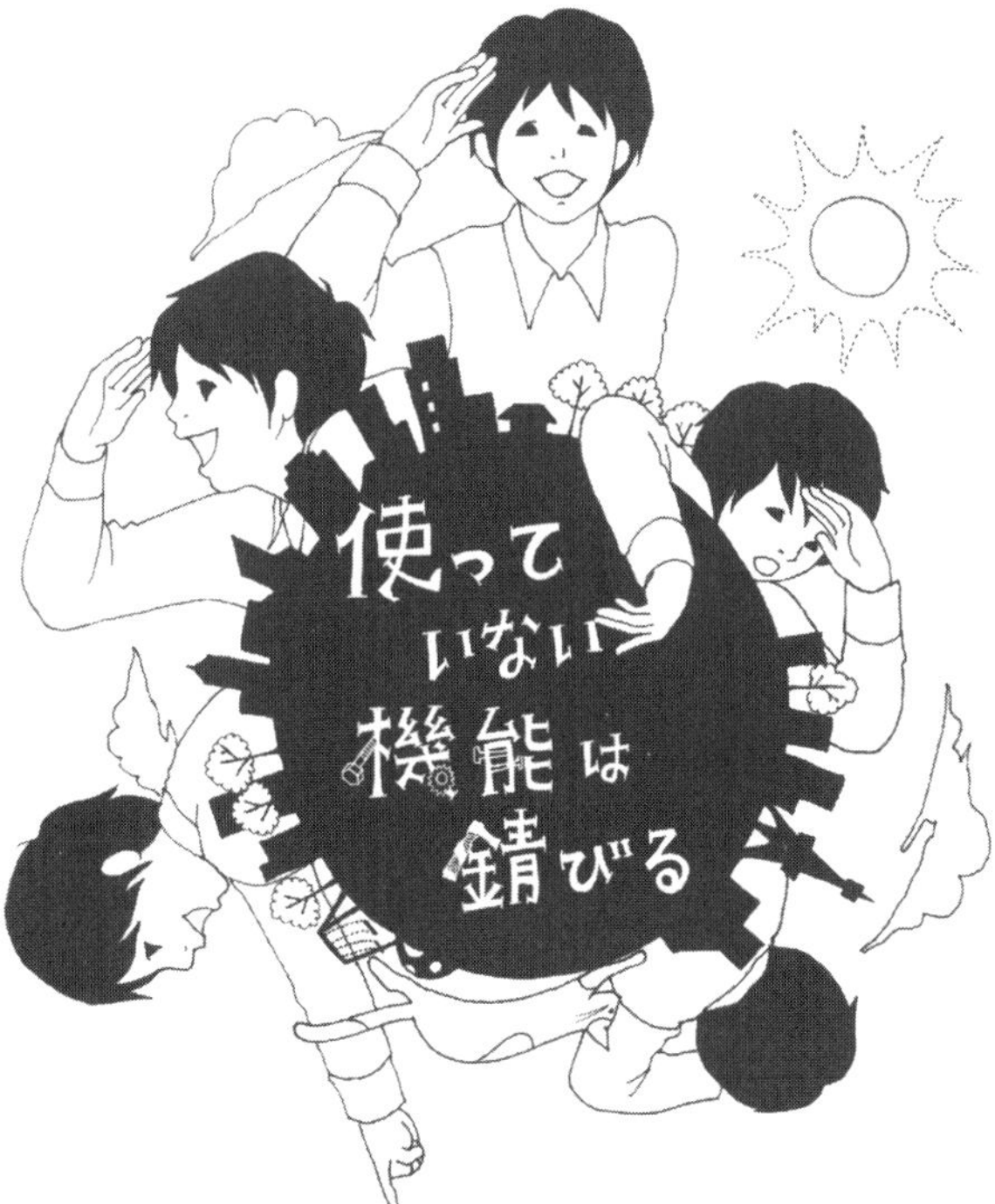
使って
いない
機能は
錆びる

か。パソコン、テレビ、テレビゲーム、本や新聞……。いずれも狭い範囲でものを見ることに偏っていて、いま述べたような眼球運動や視機能のほんの一部しか使っていないのです。こうした機能を存分に使うということは、「日常視野」つまり関心領域を広げることになるばかりでなく、それぞれ違う脳の回路を使うことになり、脳の代謝にとってもよいことだと考えられます。

狭い視野で生活していると、身近でスリやひったくりがあってもそれに気づかなかったり、たとえ事件が起きて犯人とすれ違っていても記憶があいまいで、顔を覚えていないということになりかねません。こうした庶民の視野、関心領域が狭くなっていることが、目撃証言を取りにくくし、最近の検挙率低下の一因になっているのかも知れません。

偏った機能だけ、いつも同じ機能だけを使っているとどうなるのでしょうか。

「使っていない機能は錆びる」——。それが自然の摂理です。視機能も同じです。「見ていても見えない」——。そんな事態が惹き起こされます。私たちの視環境の中で、一番使っていないのはおそらく「キョロキョロと関心物を探索」する眼球運動ではないかと思います。

そこで私は、視機能をテーマにしたあるテレビ番組で、「キョロキョロ運動」を提唱してみました。散歩をしながらキョロキョロ、通勤や買い物の行き帰りにもキョロキョロ。そうすると、きっとあなたの関心領域が広がり、脳も鍛えられて、新しい発見があること請け合いです。挙動不審をどうぞお試しください。

見えなくても見える

ブラインドゴルフの優勝者

今度は反対に、「見えなくても見える」話をしましょう。

私の患者さんだったBさんは、両目の視力が視神経の病気のために著しく低下し、ようやく光がわかる程度の方でした。視覚障害になってから「ピアカウンセラー」の資格を取ったり、盲導犬を連れて講演に駆け回っています。そのBさんが、ゴルフで優勝したという話をしてくれました。

目の見えない人でもゴルフはできます。それが「ブラインドゴルフ」です。アメリカでは、二十世紀前半からその普及に努めていましたが、日本では一九八〇年代になって協会が設立され、次第に全国に普及してきているようです。プレイヤー一人にガイドが一人付き、その人が距離や方向、芝目やラインを教えます。バンカーなどでクラブのソールを接地してもよいこと以外は、すべて通常のゴルフと同じルールです。上手な人では、七〇～八〇台のスコアも出るそうですから驚異的です。

無限の潜在力

視覚障害者でも、健常者と変わらずにゴルフプレイができることは、目が見えなくても、目が見えている人と同じような感覚が働き、動きができるということです。

これは一体どういうことなのでしょうか。

例えば、片側の後頭葉や視放線など、「外側膝状体」以降の視路に脳梗塞が生ずると視野の半分がみえなくなる「半盲」が起こります。これは梗塞が起こった側と反対側の半分の視野が見えなくなることです。

しかし、見えないはずの視野に、動くものを提示すると分かる場合があることが知られています。「リドッホ現象」と呼ばれるものですが、鳥類やネコなどのほ乳類にはある、外側膝状体を通らない視路が人間にも遺残《いざん》しており、ふだんは働いていないが、本来の視路がだめになると働き始めるのではないかと考えられています。

ひと言で「見えない」と言っても、その程度はさまざまです。ですから、通常の視力や視野検査では検出できないだけで、残った機能が活性化して壊れた機能の一部を代償しようとすることはあり得ることです。それが「可塑性」という、人が有する無限の可能性なのです。

「心眼」（しんげん）は仏教用語で「修業によって得られた心の働き」を意味します。道元の法語集『正法眼蔵』の書名にある「正法眼」とは、「真理を見通す知恵の目」のことだそうです。目で見ることだけが見えることではない、人間は気配で見たり、心で見たり、知恵で見たりすることができる――。そう道元は言っているのかも知れません。

「見えなくても見える」――。この人間に賦与された無限の目力を使わない手はないのです。

多感覚システムを磨こう

失われゆく「第六感」

昔の医師は、顔色や脈を見ながら「第六感」あるいは動物的な勘《かん》を大いに働かせて診断していました。そして、生物は視覚、聴覚、触覚、嗅覚、味覚など多種の感覚情報をうまく利用して、生命の維持を図っています。その「多感覚システム」の統合というのが、生物の持つ重要な脳機能研究の最新テーマの一つになっています。

しかし、私たちのような現代の医師が、昔の医師のように多感覚を研ぎ澄まして診療を行なっているかと問われれば、私を含め「イエス」と答えられる人は少ないのではないかと思います。それは診断に際し、医療器械や診断手段の進歩で、そういう感覚をほとんど動員する必要がなく、数字や自動解析で診断ができるものがどんどん増えているからです。私たちの日常生活においても、自らの勘を働かせる場面はめっきり少なくなっているように感じます。例えば「この食材がまだ食べられるかどうか」を判断するのに、食品に記載されている「消費期限」「賞味期限」を見て決める人が多くなっています。お母さんやおばあちゃんの経験による、視覚、味覚、嗅覚による「傷んでいるかどうか」の判断より、「期限」という数字が優先されるようになっています。ですから、まだまだ食べられるものでさえ、期限を過ぎれば「捨てられる」という事態を惹き起こしているのです。

食の安全、信頼という観点からは、食品会社や病院がそれを厳密に遵守することは大変結構なことだと思います。しかし、世界にはその日の食べ物に困っている国々があり、また人々がいることを思うとき、湯水のように食を扱う贅沢すぎる日本人の消費文化は是なのだろうか、という疑問がつい湧いてしまうのは私だけでしょうか。

そもそも「消費期限」「賞味期限」という用語が、それまでの基準を見直して正式に使われるようになったのは二〇〇三年のことで、そう古いことではありません。「消費期限」は生鮮食品や変質しやすい加工食品に用いられ、「賞味期限」は缶詰、レトルト食品など品質劣化が穏やかなものに対して用いられることになっています。「消費期限」「賞味期限」を決めるのは原則として、製造・加工業者です。そこでは食品の粘り具合や濁り具合、比重、大腸菌などの微生物数を調べたり、視覚、味覚、嗅覚を働かせて傷み具合の試験をするのだそうで、ここには五感もわずかながらも生きているようです。

期限は製品の統計的ばらつきを十分見込んで決められたもので、厚生労働省も「賞味期限を一日でも過ぎた食品が直ちに食べられなくなるわけではない」と言っているくらいです（読売新聞、二〇〇七年一月二十七日）。ですから、この問題についてのメディアや庶民の反応は一方的で過剰に思えてなりません。しかも、製造者がいったん回収したものを再検査したり、加工し直して新たな賞味期限をつけて市場に出すことは合法的なことであり、このことで騒ぎ立てるメディアも事の本質を知らない勉強不足です。

「消費期限」はもともと比較的傷みやすいものに用いられるため、時間的余裕はさほどありません。しかし「賞味期限」は、製品やそれまでの保存の仕方などで大きく変わるものです。ですから、賞味期限を過ぎたからといって神経質に捨ててしまうような行動は、人間が本来持つ感覚や判断力を初めから放棄した愚行だと言っておきたいと思います。

ここで、私たち日本人は自分の力で「質」を判断する能力が次第に低下しているのではないかという懸念が生じます。それはいま述べたような「数字至上主義」、日本人の得意技「ブランド至上主義」、全員同じ行動をよしとする「群れたがり」、かいわれ大根や牡蛎《かき》騒動に見られた「風説や噂に弱い体質」などを想い起こすと首肯《しゅこう》できます。せっかく持っている自分で判断する能力を初めから使わないで周囲を窺《うかが》い、人まねばかりしている姿です。この辺で少し立ち止まり、我が身を振り返る必要があるのではないでしょうか。

「気配」を読む

話が脱線しすぎてしまいました。話を元に戻しましょう。

人間という生物は、昔は妖気や殺気などの「気配」を読むことに長《た》けていなければ生き延びることができなかったはずです。背後からの音に人は敏感だという研究があります。それは目が後ろについていない代わりかも知れません。これも人間に備わった驚異的な「目力」と言えなくもありません。

視覚の中枢には、聴覚やそれ以外の感覚の神経線維との連絡があることが、神経線維の「トレース実験」（脳の中を走る神経線維の走り方を追跡する一実験方法）で明らかにされています。「目と耳の相乗作用」の項でも述べたように、視覚と聴覚をフルに動員すると足し算以上の強い効果が出ることもよくわかってきました。

視覚が障害されると、他の感覚系が代償しようとする可能性も大いにあります。多くの人は、家で暇さえあればテレビをつけています。視覚に障害が生じてもテレビをつけっぱなしにして、見るとはなく見、聞くとはなく聞いていることが多いようです。

私はテレビではなくラジオを聴くことを勧めています。テレビとともに生活してきた人には最初とっつきにくい感じがするようですが、ラジオは最初から映像の前提なしに言葉だけで構成されています。ですから、とりわけ視覚が障害された方には最適です。また映像がないと頭は言葉から想像力を存分に働かせ、それに従って考える機会も多くなるので老化防止によいという説もあり、一挙両得というものです。

私たちはもともと具備されている多感覚システムをもっともっと磨き、一つの感覚だけでなくいろいろな感覚を総動員して事の本質を判断することを日々心掛けたいものです。それがいつの日か、治療や視覚のリハビリテーションに応用できるようになることも夢ではないと思います。ですが、その前に先取りして、自己努力で多感覚システムを大いに磨こうではありませんか。特に、何らかの病気で視覚に不自由さが生じた方は、その不自由な視覚にこだわってばかりいると疲れる一方になります。ほかの感覚系を研ぎ澄ます方略もぜひ取り入れるべきだと思います。

自分で治す、自分で管理する

フリーアクセスにおける「甘えの構造」

風邪をひいて熱が出るとすぐに医者に診てもらい、薬を処方してもらう。日本人にはこのパターンができてしまっているようです。そのため、日本は抗インフルエンザ薬の世界一の消費国になっています。医療費が極めて安く抑えられている上に、「フリーアクセス」といって、いつでも何回でも健康保険で診療が受けられるという非常に恵まれた環境にあるからです。これが相対的に医師不足や医療サービス低下の一因になっている。このことについては、次章の「日本の医療費は高くない」でじっくり論じようと思います。

風邪は自分で予防することができます。もしかかってしまったら、自分で養生すればほとんどは治るものです。目においても、例えば眼精疲労の多くは、十分休めば治ります。目のゴロゴロ、チクチクも、ズキンとする痛みも、ほとんどは一過性の事象でいつの間にか治っています。眼科を受診したとしても、そうした症例の九九%以上は異常が見つかりません。目に限らず、目以外のところ、例えばお腹や皮膚、筋肉も、一過性に痛みやかゆみ、違和感を感ずることは結構あると思います。

もしその度に病院に行っていたら、いくらフリーアクセスとはいえいくつ病院があっても、いくら医師の数を増やしても足りるものではありません。国がセルフメディケーションを一生懸命推し進めようとしているのもよくわかります。ただそれには国民の医療に対する考え方をよく調査して、見直してもらう必要があります。ただただ医療費抑制ありきのスローガンを掲げて縛りをつけても改善しません。

今日までの日本人には、医師に診てもらっておけば安心、薬を飲んでおけば安心という考えが根づいています。これは一見積極的で理想的に見えます。しかし一方でこれは自分で自分の身体のことを知り、自分で健康を管理するというからだに対しての責任から逃れてはいないでしょうか。自分の健康や病気に対してむしろ受身的、消極的な姿勢と言えます。

生物の持つ自然治癒力

もちろん、急性疾患では「急変」という事態がありうることは確かです。しかし、何らかの合併する危険因子が重ならない限り、人間の自然治癒力が働きます。多くの場合、薬物や医師の指導は生物に備わった自然治癒力を支援しているに過ぎません。

眼科においても、細菌性・真菌性などの「病原菌」に起因している場合は適切な抗菌薬を使う必要があります。しかし、急性ぶどう膜炎、急性視神経炎など、病原菌の直接的作用ではない急性疾患では、風邪と同じでその人の自然治癒力を期待しながら、何らかの消炎薬やビタミンを処方しているケースがほとんどです。ときどきビタミン薬しか出していないにもかかわらず、

「先生の薬が効きました！」

と言ってくれる患者さんもあります。「いやいや、本当はあなたの自然治癒力が働いたのですよ」などと言わずに、

「そうでしょう、よかったですね」

と言っていますが……。

では、慢性病の場合はどうでしょう。一過性の症状や風邪のような急性の炎症性疾患を除くと、病院で扱うほとんどの病気は慢性病です。慢性病では、医師による必要な指導や薬物治療を受けながら、結局自分自身で管理し、ケアしていくことが最も大切なのです。

目の二大疾患である「白内障」しかり、「緑内障」はなおしかりです。まずは患者さん自身で、自分の病気の何たるかを勉強することから始め、病気とどう向き合い、どのように治療管理すべきかを学ぶ必要があります。医師は専門家として検査やその説明、また病気へのアドバイスや治療薬の処方はします。しかし最も大切な「病気と向き合うこと」――これは患者さんご本人にしかできないのです。私は、患者さんが自分へのセルフメディケーション、セルフメンタルケアを含めた自立的な意識を持つことが何より重要であると思っています。

「三つの掟」――慢性病を持ってしまった方へ

私どもの病院の外来には、目が開けにくくてまぶしく、いつも目のことが気になってほかのことに集中できないという「眼瞼けいれん」の患者さんが二千人以上通院しています。この病気は本人の辛さとは裏腹に、眼科医の多くがこの病気の本態を理解していないため診断に至りにくい病気です（第三章参照）。またほかの人にも、時々瞬きが多かったり、目をつぶっていたりするだけとしか映らず、患者さんの本当の辛さがなかなか理解されないのです。患者さんにしても、いくつもの病院を経てようやくこの病気と診断されてもすぐに治るわけではありません。まずは自分の病気をよく知ることから始めてもらわなくてはならないのです。そこで私は、

「まず、自分の病気についてよく勉強してください。それが治療の始まりです」

と患者さんに話します。

このとき、大事なことが三つあります。

①病気にかかったことでくよくよしない。

②病気に関する勉強は、家族や周囲の自分を支援してくれる人と一緒に行なう。

③その専門家たる医師を上手に利用する。

これは他の慢性病でも同じことだと思います。

①は、とてもよく見受けられる反応です。「なぜ悪いこともしていないのに、こんな苦しい病気になってしまったのか？」という恨みつらみです。そう思う気持ちはとてもよく分かります。なかなかすぐには病気を受け入れることができません。慢性の病気を受け入れるということは、それ相応の心と身体の力が要るものです。

しかし、ある時、くよくよするのを止めると病気を受け入れる力が湧いてきます。すると、そこで初めて病気と向き合えるようになり、次の一歩が踏み出せるようになるのです。この一歩をうまく踏み出せた人は、次の診察の時すぐに分かります。病気そのものは

必ずしもよくなってはいなくても、「目力」が違うからです。

②も、とても大事なことです。慢性病はなかなかの大敵です。自分一人の力では、どんな意志の強い人でも時として萎えてしまいがちです。それに自分以外の他人は、たとえ家族であっても外見で判断しますので、病気がどんなに辛いものかなかなか真には理解してくれません。一緒に勉強してくれる支援者（たいていは家族ですが、家族のない人は友人でもだれでもいいのです）を見つけて、病気についてよく知ってもらい、苦しみを分かち合い、支援してもらうことが必要です。過剰な依存心はよくありませんが、よき理解者、支援者がいる方のほうが病気の管理は上手にいきます。

③は、一段と大事なことですが、これは章を改めてお話しすることにしましょう。

サプリメント、健康食品の功罪

医薬品との違いを知ろう

「健康食品」「サプリメント」「健康補助食品」——。これらの言葉は柔らかく響き、医薬品よりもいかにも信頼がおけそうだと感じる人は多いようです。そのためかあまり深く考えることなく、勧められるがままに、あるいは知人が飲んでいるからという理由で多くの人が購入し服用しているようです。
「富士経済」によると、二〇〇六年の健康美容食品市場は一兆七九〇六億円という予測です。健康食品全体は日本の医療費の一〇分の一、医療用医薬品市場の三分の一の規模になろうとしている巨大市場です。私は一般薬市場の方が大きいのではないかと思っていましたが、あにはからんや一般薬市場は六四〇〇億円ほどしかありません。ということは、健康美容食品市場はその三倍にもなるのです。それだけ健康食品やサプリメントを庶民は気軽に入手していることになります。

薬には「医療用医薬品」といって、医師だけが処方できる医薬品と、ＯＴＣ（over the counter）という薬局で入手できる「一般用医薬品」とがあります。これらは「薬事法」でいうところの医薬品です。これ以外に「医薬部外品」があります。これはビタミン剤や傷の塗り薬、薬用歯磨き剤、薬用石鹸、薬用化粧品、入浴剤、育毛剤など、積極的に病気やケガを治す目的ではありませんが、薬品成分が配合されているものです。ここまでが薬事法に記載され、その規制を受けています。

ところが、健康食品やサプリメントを積極的に規定した法律はありません。しかし、先ほど触れたセルフメディケーションが大事だという考えから、二〇〇二年に「健康増進法」が制定されました。これに付加する形で、健康食品、保健機能食品（特定保健用食品、栄養機能食品）など、紛らわしい用語がいろいろ出てくる省令があります。

しかし残念ながら、このような日本の対応は、米国の「栄養補助食品、健康および教育法」(Dietary Supplement Health and Education Act; DSHEA) のように、教育まで含めたきちんとした対応とは言い難いと思われます。

医薬品も健康食品も副作用はある

医薬品は医療用、一般用ともに薬事法に基づいて、何段階かの作用、副作用の医学的証明を受け、それに合格しなければ承認されません。安全性、毒性など二〇を越える資料を提出する必要があり、開発から承認まで一〇年以上かかることも稀ではありません。

つまり、健康食品やサプリメントとは異なり、はるかに高い障壁をくぐり抜けてきた実証済みの薬物だということができます。もちろん医薬品ですから、副作用がある程度出るのは仕方のないことで、それも織り込んでの話です。

薬に副作用があることは当然で、欧米の患者さんたちはそれをよくわきまえています。反対に副作用の全くない薬品は効果もないことは、私の経験からもその通りだと思います。ですから、正しい使い方さえしていれば若干の副作用はあり得るにしても、医薬品は十分信頼できるものと言えます。それゆえ、何か想定外のことが出現すると大きな問題になるのです。

ところが、医薬品でないものは薬事法の規制を受けないので、こうした関門をくぐらなくていいのです。効果に関する実験研究も不要です。商品の量や質の管理に関してもほとんど抜け穴だらけで、表示されている通りかどうかさえ監視されていません。

これらの内容には作用の強いものは少ないので、急性の副作用はほとんどないでしょう。しかし問題は「健康食品」などといういかにも安全そうな名前のために、長く連用する人が出てくることです。そういう長期投与に耐えられるかどうかの保証は全くないことに注意が必要です。

もし、健康食品が生体に何らかの作用を持つなら、必ず副作用も持つと考えるのが妥当です。また法律の縛りが弱いため、もし仮に何らかの副作用があっても、かなり悪辣なインチキ商法でない限り、医薬品のように大きな責任を企業側に問えないだろうことも、問題視されて然るべきです。

ジェネリック医薬品とは

もう一つ「ジェネリック医薬品」というものがあります。これは先発医薬品の特許権の切れたあとに、その特許内容を利用して作った後発医薬品です。値段が安いため医療費抑制の一つの目玉とされています。後発品は安定性と健康人男子（その薬物を使う病気の人ではない）を利用して先発品と生物学的同等性（血中濃度）が同等であることを確認されれば、承認がおりる仕組みです。安全性や毒性、臨床試験などは一切必要ないわけです。

アメリカのジェネリック医薬品（ブランドではないが同等の医薬品という意味）は、製剤過程、方法も含めて先発品とほぼ同じです。ところが日本では添加物は異なっていいなど、先発品との同等性に関する保証がアメリカの場合より乏しくなっています。そのため、真の意味で「ジェネリック」というべきではないという意見もあります。

アメリカも日本と同様にジェネリックを推進する政策を進めていますが、日本ほどゾロゾロと後発品が出てくるわけではありません。信頼性の問題が、日本での普及を妨げている一つの原因だろうと思われます。

視覚改善作用食品の知識

前述の「富士経済」によると、「視覚改善作用食品」――このような用語を安易に使用することに私には躊躇がありますが――の二〇〇六年市場は、三〇三億円の予測です。これは二年前の二八％増とのことです。

その背景には、「視覚」は人が生きて行くうえで、どうしても快適に保ちたいという欲求が強い感覚であることが挙げられるでしょう。また網膜視神経の疾患の多くは完全に回復させる特効的治療がないことから、今後も増加する可能性が高いと考えられます。

しかし一方で、そのような市場は便乗商法や詐欺商法の場にもなりやすいことも確かです。それから身を守るためにも、医学レベルで多少なりとも実証があるものを、目力アップやリカバリー（回復）のために知っておくことはいいことだと言えます。

例えば、「ビタミンA」には、網膜色素変性の網膜電図の低下を抑制する効果があることが報告されています。また「ビタミンC」も、以前から抗酸化作用による網膜病変の進行抑制効果が報告されています。

比較的新しい研究として、参考までに次のものを挙げておきましょう。ただ、これらを無批判に全部、たくさん摂ればいいかというとそうとは限りません。そのことを含め、研究の結果と解釈にはさまざまな意見と批判もあることを付け加えておきます。

カシス、ブルーベリー……第二次世界大戦中、英空軍のパイロットが「ブルーベリージャムを食べると夜目が利く」と言ったことから、これに含まれるアントシアニンが注目された。カシスはブルーベリーよりアントシアニン量が多く、またウシの実験で、毛様体の緊張を緩める作用がわかった成分（デルフィジニン－3－ルチノシド）を含む。

ルテイン、ゼアキサンチン……網膜に多く存在する抗酸化物質。悪玉の活性酸素を消去する作用が示されている。加齢黄斑変性発症の危険度を下げるとの報告がある。

オメガ3系脂肪酸……ドコサヘキサエン酸（DHA）、エイコサペンタエン酸（EPA）など網膜に必須な不飽和脂肪酸のこと。糖尿病網膜症における血管炎症や網膜色素変性への神経保護作用に関する報告がある。ビタミンAとDHAの内服が網膜色素変性の進行を減速することは比較的レベルの高いエビデンス（証拠）が出てきています。

患者の祈り、医師の祈り

医療の原風景

以前、医療文化史の立川昭二氏のお話を伺う機会がありました。立川氏からは、私が大学時代に「医学史」の講義を受けたのですが、こういう教養の薫り高い話を聞くには当時はあまりに若僧に過ぎて、残念ながら今回のように感激した記憶がありません。

ペストや痘瘡、ハンセン病は古代から人々に怖れられた疫病です。そしてそこには神の怒りと捉える人々があり、神や聖母や聖女が登場して救いの手をさしのべる姿がありま す。立川氏によると、古代ギリシャのアスクレピオス（ギリシャ神話に出てくる死者を蘇らせた医神）の奉納板に医療の原風景があるそうです。つまり、治療の場は教会やその周辺の施設であり、そのため当然のことながら呪術性、宗教性が色濃かったのです。

日本では寺院がその役割を果たしていました。鑑真和上、行基、道鏡、和気清麻呂など、歴史上の多くの人物がそうであったという僧医や看病僧は、仏教の興隆とともに出現しました。仏教を篤信し、悲田院・施薬院を設けて窮民を救った光明皇后の伝説に、次の

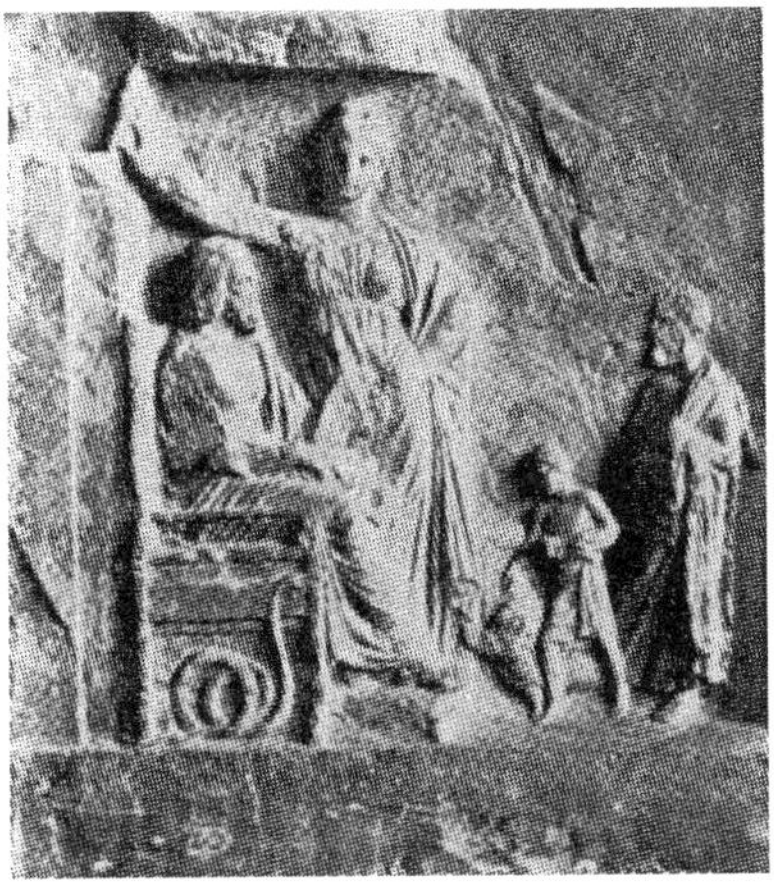

アスクレピオスに献げられた祈願のレリーフ。男と少年が、玉座にいる神と女神ヒュギエイアに豚を貢物として献げている。紀元前3世紀。

ようなものがあります。

「光明皇后はこの臭気にみちたハンセン病者に唇をつけ、膿をすっかり吸い取る。するとハンセン病者はたちまち大光明を放ち仏の姿と化して天上したという」(立川昭二著『病気の社会史　文明に探る病因』、岩波現代文庫、二〇〇七年)。

疫病の大流行は日本の歴史上しばしば起こり、人々にとっては恐れおののくしかない大問題でした。その時に頼られるのはいつも僧医や看病僧であったに違いありません。

「実証医学」とは

今日の医学は「実証医学」(evidence-based medicine)といって、合理性を非常に重んじます。医学は科学ですから当然ですが、昔の病人たちが教会や寺院に救いを求めたように、今日でも彼らは少しでも信頼できる病院、優れた医師を求めます。その心の内には、「何とか助けて欲しい。奇蹟が起こって欲しい」という叫びや、切なる祈りがあるのです。

病気と闘う人々にとって、これは古代から少しも変わらない心情です。にもかかわらず、実証されていないから、医学的根拠がないからという理由で祈りや奇蹟を求める心情を退けてよいものでしょうか。「医療者は実証的なもの以外は、排除しなければいけないのか？」という問いは、必ずしも愚問ではないと思います。

もちろん、特定の民間療法や宗教儀式のようなものを無批判に取り入れたり、勧めたりという話ではありません。治しようのない疾患でも信頼して私どもの病院を受診してくれた患者さんを、医師として何とかしたいという気持ちが強く働くのは自然なことです。何とかよい方向に進まないかと、医師自身が祈る気持ちになることも正直言ってあります。

「座して失明を待ちたくない」

ある時、腎不全、心不全で某病院内科に入院していた男性Cさんが、車イスで当院を受診しました。聞くと、緑内障でどんどん視力が下がっていると言います。同病院の眼科では「もう手がつけられない」と、何もしてくれないとのことでした。

「このまま座して失明を待つことはいかにも忍びがたい。仮に内科的治療で生きながらえても、失明したのではもはや生きる価値を見つけられない」

そう本人は強く訴えるのです。そして、内科医の反対を押し切り、自主退院して私のところに来られたのです。

診察してみると、両目ともに新生血管緑内障で視力も風前の灯です。すぐに入院して治療を試みようと思いましたが、眼科単科病院である当院の病棟では、「このようなハイリスク患者は受け入れられない」と反対意見が出てきたのです。これはもっともな意見であり、総合病院の眼科に依頼するのがよいとも思うのですが、Cさんは当院を信頼し、最後の砦と思って断腸の思いで来院したのです。病院のたらい回しは避けなければならないと考え、とうとう私は病棟の反対を押し切って入院してもらいました。

点滴療法、レーザー治療、点眼治療——。私はそれこそ祈るような気持ちで行ないました。幸いなことに、眼圧はとりあえず落ち着き、失明の危機は脱しました。Cさんも満足の様子で、視力はそれほど回復したわけではないのに「目力」が全然違います。

しかし全身状態のほうはやや悪化し、透析治療が必要かもしれないということから、それができる病院にやがて転院することになりました。

Cさんのケースは、事なきを得たからよいものの、そうでなければ私の判断に議論が起こるでしょう。実際に、必ずしも事なきを得なかった患者さんも過去に経験しています。

しかし私はやはり、患者さんという一人の人間の思い、生き方、考え方と医療は無縁であってはならないと思っています。この考えは、尊厳死を認める考えと通ずるものがあるかも知れません。

「祈る気持ち」で治療したCさんのような患者さんが奇蹟的に快方に向かったり、苦しそうな顔に少しでも笑顔が戻ったりした時は、患者さんと自分の気持ちが本当に天に通じたのではないかとさえ思うのです。

そもそも近代医学の歴史は一〇〇年です。いくら「実証医学」と偉そうに言ったところで、未だ人の健康と病気のほんの一部を解決したに過ぎません。それを思えば、実証医学のみならず「対話医療」も大切である。その対話の中にこそ、患者さんの叫びや切なる祈りがあり、それは医師や医療者の祈りにもつながるのです。医学史のなかで、呪術や占いが進歩の妨げになったことはあるでしょう。けれども患者さんやその家族、そして医療者の祈りが妨げになることは決してないのです。

医師の類型と利用法

医師――五つのタイプ

目の病気を診断し、治療するだけが眼科医ではありません。たとえ治らない、あるいは治りにくい病気でも、その患者さんの辛さをおもんぱかって「目力」が出てくるように導くのが真の医師ではないかと思います。

ところで、医師にはいくつかのタイプがあります。

① 剛腕Aタイプ

「山田さん、この薬を飲んで、会社を休んで家で三日間寝てなさい」

「先生それどころじゃないんですよ。私明日から大阪に出張で……」

「山田君、なに言ってんだ。自分のからだよりそんなに会社が大切なのか！　こじらせたら脳炎になるぞ。そうなったら命は保障できない。私の言うことが聞けないならほかの医者に行きなさい」

――という、有無を言わせないタイプ。昔風だが意外と頼もしく、こういう「剛腕医師」を好む患者さんも少なくありません。

② わが道を行くBタイプ

「先生、目ヤニは出るし、涙は出るし、困っているんです」

「鈴木さん、問題は眼底ですよ。緑内障かもしれませんね」

「去年もドックで緑内障が疑われたんですけど、○○病院で違うって言われました。今日は目ヤニで困っているのです」

「それはおかしいな。やっぱり緑内障の検査をもう一度徹底的にしたほうがいいですね」

——という、患者の言うことは一応は聞くが、結局は自分の知識、判断を優先し押しつけていく「わが道Bタイプ」。多くは学求肌で間違いは少ないが、患者の目線ではない点が問題です。大学の先生に多いタイプと言えるでしょう。それでも学問的でいろいろ検査をしてくれて信頼できるという患者さんは少なくありません。

③ 着実Cタイプ

「二、三ヶ月前から、目が腫れぼったいのですが……」

「右も左も同じようにですか？　朝から晩まで一日中腫れぼったいですか？」

「とくに右目の上のほうがそんな感じで、ずっと気になっています。仕事などに集中している時は忘れていますが、一段落したりしたとき、すごく気になります」

「痛みはどうですか？」

「痛みはありません」

「涙はどうですか、乾いたり出すぎたりしませんか？」

「それは気づきません」

「石川さんの仕事は何ですか？　過労になったりしていませんか？」

「コンピュータ関係の仕事で、残業も多いです。」
「今まで目以外の何か病気をしたことは？　例えば甲状腺の病気は？」
「母が甲状腺の病気を持ってますが、私は毎年ある会社の検診で引っかかったことはありません」

診察後——「瞼自体には、病気はないようですね。しかし、瞼のあたりが少し膨らんでいるようにも見えます。もともとの石川さんの顔の特徴ということもありえますが……。今日のところは診断を確定できません。単なる疲労かもしれません。しかし、涙腺のあたりに腫れ物ができたり、甲状腺の病気が絡んでいることもあるので、一度目のまわりの画像診断をしてみてもいいと思うのですが……。それとも少し仕事量を減らしたり、睡眠を多く取ったりして様子をみますか？　そのあたりは、石川さんご自身の判断でいいのですが……」

このように患者さんとの問答を繰り返しながら、診断に到達しようとする「着実なタイプ」。このタイプは、検査や治療方針決定にも患者さんの意志を尊重する点で、現代的と言えます。しかし、なかにはこのタイプの医師は自信がなく、責任のがれをしているようで嫌だという人もいます。

このほかに、わからないからとすぐ別の病院を紹介する「丸投げDタイプ」。

さらに、あまりよくないタイプですが、根拠の乏しい判断や治療を言いくるめて進めようとする「作り話Eタイプ」。

このように、医師のタイプはだいたい「五つの類型」に分類できるのではないかと思います。

個人的には「Cタイプ」が比較的理想的で、私自身できるだけそのように診療したいと思います。ただこの場合の問題は、一人ひとりの診療に時間がかかることで、そのため一人で診る患者さんの数を制限せざるを得なくなります。すると、診てもらえなかった患者さんにとっては、大きな不満になるという欠点があります。

医師を上手に利用する法

日本の健康保険制度は、患者さんが医師を選ぶということは全く想定していない制度です。優れた経験豊かな医師でも、一年目の新米若手医師でも、制度上は区別なく同額の診療報酬が発生するのです。つまり、医師を選ぶのは制度の根幹を揺るがす、いわばルール違反とも言えるのです。

しかし、患者さんの側から言えば背に腹は代えられません。自分の病気や自分の性格に合った医師を見つけることは、本当はとても大事なことです。

そこで、どうするか——。まずは「自分はどういう医師が望ましいと思うか」を、真剣に考えるべきです。病院・医院で行なわれるべきことは、そこに至る過程にはいろいろあったとしても、最終的には以下の三つが到達点です。

❶正しい診断が行なわれ、

❷その診断内容を患者さんに理解させ、

❸診断に基づいた治療、管理、ケアが適切に行なわれること。

この三つの要素のいずれかが不適切、不十分でも的確な診療が行なわれたことにはなりません。例えば診断が正しくないのに、❷、❸が行なわれても意味をなさないし、仮に❶、❷が正しく行なわれたとしても、患者さんが❸に参加しなければ医療は完成しません。もちろん、診断を十分吟味理解した上で、患者さんが治療を拒否するという個人としての判断まで医療が侵すことはできません。しかし、そういう場合でも医療ケアは継続的に行なわれるべきです。

ところが、自分がそういう適切な医療を受けているかどうかの判断は、患者さんにとって必ずしも容易なことではありません。しかし、❶、❷、❸の過程が、自分の納得する形で行なわれたかどうかについては、いつもよく考えておく必要があります。そうでないと、自分にとって望ましい医師には巡り会えません。

先ほど五つの医師の類型の中で、私は「Cタイプ」が比較的理想だと思うと書きました。しかし、このようなタイプの医師に合わない患者さんもいます。強い指導力と強引さで引っ張ってくれないとだめな人は、AタイプやBタイプの先生でないと的確な到達点に行き着かないのです。自分の判断を初めから放棄している人もそうでしょうし、緊急性の高い疾患では十分話し合っている余裕がないのも事実です。

物事を冷静に見、考え、判断ができる人なら、ぜひCタイプの医師を探すべきです。そして、納得いくまで何度でも医師とコミュニケーションをとるべきです。診療とは一方通行ではなく、双方通行でなくてはなりません。これを実現することが、医師を上手に利用する最善の方法と言えます。

医師に自分をアピールする

「診療」という行為は、多数の患者さんを一人の医師が診るという行為です。そのため、医師はなかなか患者さん全員の状況を十分把握できる状態にはないことを、ここで告白しておかなければなりません。たくさんいる患者さんの中から、自分と自分の問題を医師に十分認識させるために、「自分をアピールする」という努力も、患者さんの側から言えば絶対に必要です。

これは目に不調がある人に限りません。病医院を訪れる誰にとっても、非常に大切なことです。このことはぜひ覚えておいていただきたい。それをうるさく思う医師がもしいるとしたら、その医師は「実力なし」と言っても過言ではありません。

ただ、患者さん一人ひとりの診療に十分な時間がとれない現在の日本の医療環境は、大きな問題です。私は比較的ゆっくり時間をとって、十分に患者さんの問題点を抽出し、話し合い、結論を得て行くために相談外来、特別外来を設けています。ここでは、通常の診療費に加えて予約料をいただいています。これは儲けるためではありません。むしろこの外来は、不採算外来です。

それでも私がこの外来を設けているのには理由があります。それは到達点は同じでも、十分時間をとって患者さんとコミュニケーションし、お互いが納得しながら診療を進める過程を大切にしたいからです。そのためには人数制限が必要ですし、目的を明確にし一般外来と差別化するために予約料金を加算しているのです。

加算額は必要なく、すべてこのような相談・特別外来になるのが医療の理想だと思います。しかしそうするには日本の医師はあまりに不足しており、医療行政もあまりに乏しいのが現状です。そのことについては、次章でまた触れることにします。

第五章　「目力」をとりまく日本の医療事情

日本の医療費は高くない

国民が慈しまれるシステムを

私は眼科医として三〇年以上にわたり、医療現場で仕事をしてきました。その中で実感するのは、国民が自分をとりまく医療環境の矛盾点、問題点にまだまだ気づいていないということです。それが結局は、国民自身が自分の健康を守り、からだの不都合や不安を解消させるための好適な環境になっていない最大の原因ではないかと思うようになりました。

一人ひとりは微力でも、多くの人が気づき、声を上げれば、日本の医療環境は格段によくなるはずです。そのような観点から、最終章の論を進めたいと思います。

「慧眼《けいがん》」という言葉があります。物事をよく見抜くすぐれた「眼力」という意味ですが、国民がそのような鋭い感受性と洞察力を持たなければ医療や福祉はないがしろにされ、国や政治の大きな波に呑み込まれていきます。本書のテーマである「目力アップ」や「目力回復」も、国民が何よりも慈しまれる国のシステムが整っていればこそです。

まずは、論壇誌『Voice』（ＰＨＰ研究所）の平成十八年六月号に掲載された「国際比較・日本の医療費は高くない」と題する小論（小改変）から始めます。

「伸び続ける医療費を抑制するため、日本政府は、二年ごとに行なわれる診療報酬（保険点数）改定で、平成十八年四月には、本体部分（医師技術料など）の一・三六％の引き下げ、薬価、医療材料の一・八％の引き下げを実施しました。国民の医療費を平等にし、世界に冠たるすばらしい制度だと自負する健康保険制度ですが、平成十四年に、史上はじめて診療報酬を二・七％引き下げられて以来、引き下げの傾向が止まりません。この国がまだ豊かでない時代（昭和三十六年）にできた健康保険制度の制度疲労を露呈した形です。しかも、この診療報酬の引き下げは、一見国民の負担を減らしそうですが、必ずしもそうではありません。

一方、政府が医療費抑制の切り札と自負する医療改革法案では、患者や医療保険加入者、中でも、高齢者の負担増が目白押しです。このように、医療費総額管理の観点から、改定や改革が、政府主導で急テンポに推し進められています。

どの領域も倹約しようという改革、改革の掛け声のなかにあって、『医療費削減も当たり前』という風潮がこの国に生まれていないでしょうか。日本の医療費は三〇兆円を越し、一年に一兆円の速度で膨らんでいると聞けば、善良な市民の感覚は医療費削減をいかにも正当な話ととります。そして、自分の医療費への支出も減るのだと錯覚します。しかし、日本人の健康を守る医療の質を考えたとき、日本の医療費は本当に高いのかどうか、改めて検証してみなければなりません。」

国民総医療費六〇兆円で何が悪い

一九九九年に、日本の国民総医療費は三〇兆円を超し、二〇〇三年度は三一・五兆円です。三一兆円と言っても実感がわかないでしょう。そこでよく引き合いに出されるのが、ほぼ同じ規模の産業であるパチンコです。パチンコがごく一部の大人の楽しみにすぎないのに対し、医療費はすべての国民に関与することです。それからしても医療費が高すぎるという風説は、どうも納得がいきません。

これまで日本の国民総医療費は、国民がどのような質の医療を求めるのかとは無関係に決められてきた歴史があります（結城康博著『医療の値段——診療報酬と政治』岩波新書、二〇〇六年）。つまり、国の経済状態や台所の都合に翻弄される中で医療費も決められて来たのです。こうして決められた今日の国民総医療費三一兆円は、本当に高いのでしょうか？

私は個人的には、医療の質を中心に考えれば、六〇兆円でも足りないのではないかと思っています。結城氏は、「総額の国民医療費の上昇だけがクローズアップされ、それぞれの各医療サービスの価格まではあまり論じられない。…（中略）…各医療サービスの価格が真に適正であるかを評価し、その積み重ねで医療費の総額を議論する必要がある」と言い、それで総額医療費が上昇していくのであれば社会全体で負担していくのは当然であるとしています。私もこれに賛成です。

ここでもう一つ、しばしば国民総医療費が高いという風説にもっともらしさを与えるのに利用されやすい数字も紹介しておきましょう。

厚生労働省から出されている医療経済実態調査の速報値によれば、二〇〇五年六月時点で個人経営一般診療所は一施設あたり月二二八万円の黒字、病床数二〇以上の国公立以外の病院は二六四万円の黒字、一方、国公立病院は二三三万円の赤字でした。おそらく、これらの数字を用いて「開業医が儲けすぎている」「乱診乱療だ」といった議論に、自分たちの月収と比較してみた国民は乗りやすいと思われます。

しかし国公立病院は元来、利益を追求することとは無縁に医療を提供してきたのです。そこにこれだけの赤字が出ている事実を見ても、単に仁術としての医療をしていたのでは、病院医院がもはや成り立たない状況にあることは自明です。

個人医院や病院の場合も若干の黒字が出ているといっても、それが医師の懐に入るわけではありません。開業や改造のための借入金の返済、事業主や従業員の退職金引当金の積み立て、医療機器購入や更新のための積み立てなどを除いた額が医師個人の所得となる勘定です。

しかしこの額はあくまで平均なのです。なかには従業員の数や質を落とさざるを得ず、医療機器の更新もできない医療機関も少なくないに違いありません。そしてこのことが、国民の受ける医療の質に直接反映することにも注意しなければなりません。

近頃の航空会社に見られるように、価格競争をし過ぎれば人件費や整備面にしわ寄せが行き、それがいつの間にかサービスを受ける利用者の安全を脅かしてしまう。それとよく似た状況が医療機関でも発生しかねないのです。

医療と医療費の国際比較

では、このような日本の医療費は、国際的にみてどのような位置にあるのでしょうか。ここで国際比較をしてみましょう。

表1は、二〇〇三年における国民一人あたりの各国の医療費です。これを見ると、国民総生産（GDP）比で、OECD（経済協力開発機構）加盟三〇ヶ国中、日本は七・九％で十四位、国民一人あたりの換算では十八位です。この数字を見て、まあまあではないかと思う方もあるかもしれません。

しかし、ここで忘れてならないことは、国民一人当たりの医療機関への年間受診回数です。二〇〇三年に日本経済新聞に発表されたデータをみると、日本は十五回、米国や韓国が九回、イギリス五回、スウェーデン三回となっています。つまり、日本はフリーアクセスのおかげで主要他国の二〜三倍受診回数が多いのです。

国民一人当たりで計算された医療費は十八位でしたが、もし一回の受診当たりでみると

表1 主要国の医療費

国	対GDP (%)	平均成長率 (98-03)	国民一人当たり (ドル)
米国	15	4.6	5,635
ドイツ	11.1	1.8	2,996
日本	7.9	3	2,139
フランス	10.1	3.5	2,903
スウェーデン	9.2	5.4	2,594
イギリス	7.7	5.7	2,231

(OECD Health Data '05)

二分の一から三分の一になる計算となります。これはおそらくOECD加盟三〇ヶ国中、下から五位以内の惨めな状態にあるのです。

WHO(世界保健機構)が発表した二〇〇六年版世界保健報告では、日本の千人あたりの医師数は一・九八人と、一九二ヶ国中六十三位でした。

次に、表2は長崎大学高岡名誉教授によるデータの抜粋です。三〇〇床強の同じ規模の米国ボストンの病院と、日本の国立病院の職員数を比較したものです。米国の病院では医師を含め職員数は、日本の概ね一〇倍です。

このように十分な人員を配すれば、診断や検査技術の向上も、十分な看護も、さらにはリスクマネージメントにおいても質の高い医療が実現できることは想像に難くありませ

表２米国と日本の同規模病院職員数比較（長崎大 高岡氏、抜粋）

	米国	日本
病床数	350	310
職員	2011	200
医師	371	39
看護師	620	85
看護助手	64	16
レジデント	113	0
秘書	90	0

ん。それにひきかえ日本では一人の医師、看護師に負担が過剰にかかり、過重労働に陥っている様子が明らかです。

質の高い医療を提供するとなると、当然個人にかかる医療費も高くなります。

表３は、「盲腸炎」（正式には虫垂炎）の手術総費用の比較です。安い医療費しか支払ったことのない日本人は、米国で虫垂炎になった場合に支払うべき医療費に、一様に驚きの表情を浮かべます。

ここで日本の現状と比較してみましょう。虫垂炎では、通常一週間程度の入院で、手術を含めた総費用は約三〇～四〇万円程度です（健康保険で三割負担なら、窓口での支払いは約九～一二万円）。

では、一体どのあたりが妥当なのでしょうか。医療費は順位が高ければよいというわ

表3 虫垂炎入院手術の総費用（2005年AIU調べ、抜粋）

都市	費用総額	平均入院日数
ホノルル	¥2,321,000	3-5日間
ニューヨーク	¥1,945,000	2日間
ジュネーブ	¥1,868,000	3-5日間
上海	¥1,364,000	1-2日間
ウィーン	¥1,093,000	7.5日間
パリ	¥926,000	4日間
香港	¥906,000	4日間
フランクフルト	¥875,000	7.5日間
サンフランシスコ	¥862,000	1日
ローマ	¥857,000	2日間
東京	¥300,000～400,000	7日間

けではもちろんありません。しかし、低すぎても行き届いた医療の実現は不可能です。

「質を求めれば、自分の腹が痛むのは当然」とするのが米国流の平等感です。

仮に、米国と肩を並べるのはやめるとしても、やはり一〇位の中に入るくらいの感覚でなければ日本人の受ける医療水準が下がって行くことは間違いありません。それでも現状の二倍以上です。私が「国民総医療費が六〇兆円では少ないのではないか」というのも、ただの暴論ではないことがおわかりいただけるでしょう。

三時間待ち三分診療——本当はどの科も医師不足なのだ

ここで、日本の医療現場を見てみましょう。よく「三時間待ち三分診療」と言われますがそれは誇張でも何でもありません。私は眼科病院に勤務していますが、当院の調査では、初診患者の平均待ち時間は「二時間二〇分」でした。

待ち時間の数え方は診療科や病院によっても多少異なり、検査や処置が加わるとさらに複雑になります。しかし、大体どこの病院の調査結果を見ても一時間半から二時間半が相場です。もちろんこれは平均なので、三〇分の人もいれば三時間、四時間待つ場合もあります。これに対し、「どの位の待ち時間なら我慢できるか」という調査もしましたが、「三〇分まで」と「一時間まで」という回答で、過半数を占めました。

落語家の立川志の輔さんが、「病院待ち時間の不合理」（毎日新聞二〇〇五年三月二十五日）という文章の中で、「三番札だったのに二時間待たされ、体調の悪いときに、『待つ』という行為のみで過ごすのは、大変に辛いものです」と書いています。

ではなぜ常識的感覚と現場の実態に、これほどの差が生じたのでしょうか。志の輔さんは受付けソフトなどシステムがよくないと考えていますが、それはおそらく違うと思うのです。

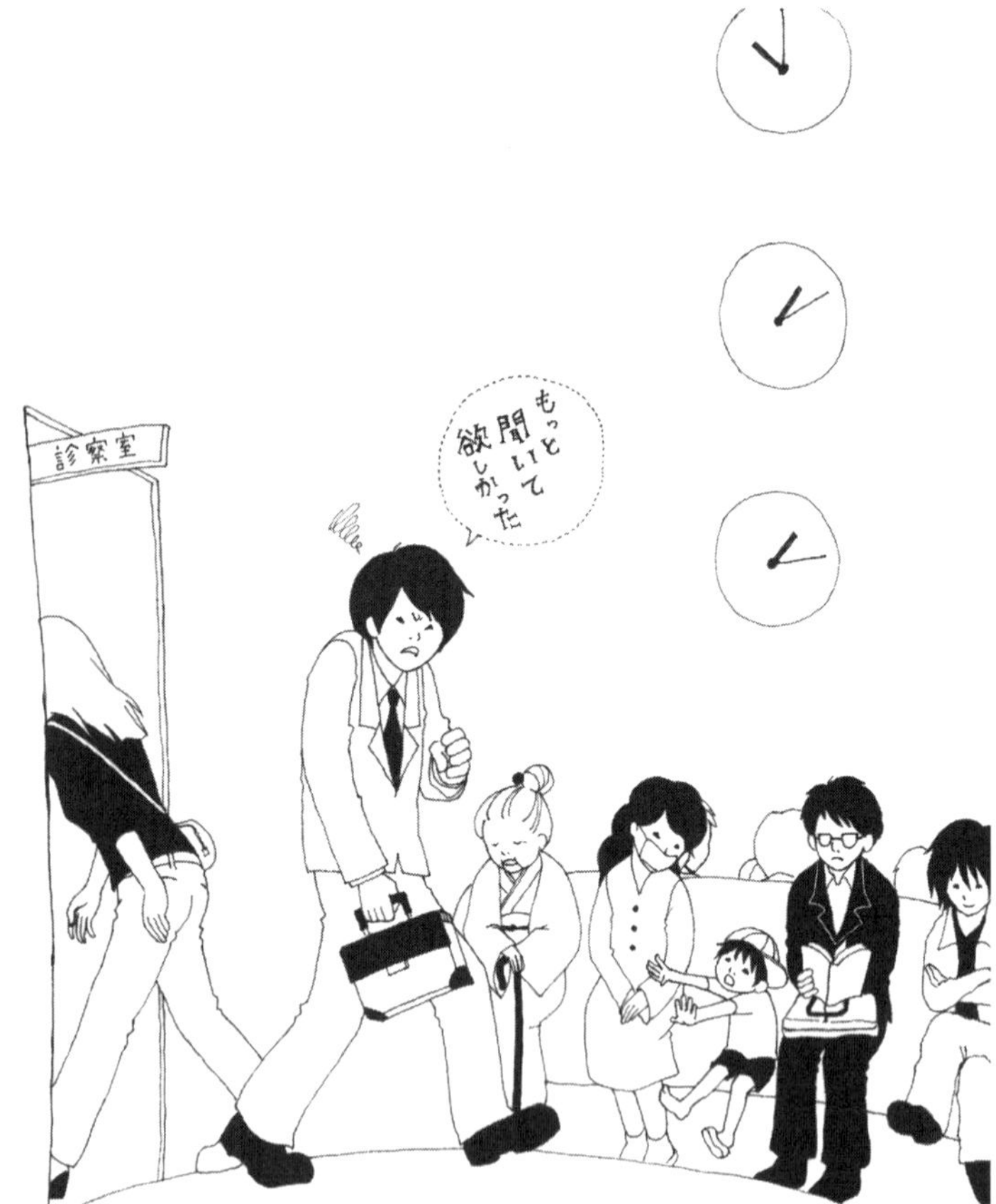
診察室
もっと聞いて欲しかった

私は、拙著『目は快適でなくてはいけない』の中で、「医師は有限な人的資源」だと述べました。つまり、一人の医師が担当すべき患者数が物理的に多すぎるために、このような事態になるのです。またさらに、患者が理由を問わずいつでも何回でも健康保険で医療機関を受診できる日本のフリーアクセスといわれる制度が、これを助長しています。

このようにフリーアクセスと人口の高齢化によって、今後も患者は増加の一途をたどるでしょう。しかも、患者が医師の指示に従順に従うという、一昔前の患者医師関係は今や大幅に塗り替えられています。

職員配置が一〇倍の米国で行われている「インフォームドコンセント」「セカンドオピニオン」といった理想が、現在の日本の医療現場にも求められています。ところが、医療システムは依然昔のままなのです。それに伴う経済的、時間的手当ては施さずに、つまりいかなるインセンティブもなしに、考え方だけが大幅に取り入れられました。その結果、一人一人の診療時間が増大し、相対的にも医師不足に陥ってしまったのが現状なのです。

最近、メディアでよく小児科医の過重労働が取り上げられていますが、それは小児科に限ったことではありません。誠実な診療をする医師ほど患者数が増加し、労働が過重になる。そのために待ち時間が発生してしまうというのが今の日本の医療現場なのです。

本題からは少し外れますが、医学生や若手医師の意識も時代とともに急激に変化しています。「この程度の報酬で、自分の時間を犠牲にすることは絶対にできない」と、医師としての犠牲的精神より、個人としての生活の権利を主張するようになってきているのも事実です。その結果、過重労働の重なる診療科や病院は敬遠されるようになっている。これについてはまた別の論考を書かなければならないほどの大問題ですが、それは個々の医療者の犠牲的精神に頼ってきた日本の医療の崩壊を予感させます。そして、いずれ必ず情けないほどの医師と医療の質の低下につながることを、私は大いに懸念しているのです。

「十分な対話」には財布のゆとりが必要

ご存じのように、日本人の平均寿命は国際的に見てトップクラスにあります。これは日本医療の水準の高さを物語っていると主張する向きがあり、その説も半分は正しいと言えます。フリーアクセスは日本の医療制度のなせるわざであり、それゆえ乳幼児死亡率が大幅に減少し、また感染症や救命措置を必要とする患者が多く救われている事実があるからです。

しかし、あとの半分は判定保留です。それは平均寿命の長さが、直ちに心身両面で満足度の高い健康ライフが送れているかの指標とはならないからです。寿命が伸びても、ただ「生きていればよい」のではなく、質の高い医療サービスを受け、よりよい生活を送っていることが大切なのです。

しかし高齢者の自殺の多さ、病院の経済原理のために追い出される患者たちの存在、そういった影の面はその言説からは見えません。また、生命と関係するものばかりが医療ではないのです。

例えば私の専門とする眼科、そして皮膚科、耳鼻咽喉科、整形外科や精神科は生命に関わる問題の比較的少ない科です。しかしこれらの診療科で扱う機能異常は、健常な社会生活をする上で非常に大きな支障となります。ところが、こうした科の提供する医療の質の良し悪しは、平均寿命という数字をいくら見ても一向に伝わってきません。

私は前出拙著で、「近代医学の歴史はせいぜい一〇〇年です。未だ人の健康と病気のほんの一部しか解決したにすぎません」とか、「我々医師は日々、多くのわけのわからない病気や訴えに悩ませられていることを告白しなければなりません。わかったような顔をしていても、確信を持って診断できることは、むしろ少ないといえるかもしれません」といった記述を幾度か用いました。

にもかかわらず、患者さんは辛い思いを抱えながら、長い待ち時間の末にようやく医師にたどりつくのです。それで「心配要りません、様子を見ましょう」と言われるだけだとしたらどうでしょう。

「心配だから来たのではない、調子が悪くて来たのだ」「様子を見ると言われても、これではとても仕事などできない」――と言いたくなる人もあるはずです。そうなるとどうしても、医師患者間で十分な対話をする時間が必要になります。患者さんが自分の不都合な心身の状態を受け入れながら、社会生活に復帰して行く道筋をつけなければ医療の役割は完成したとは言えないからです。

一時間の診療が六人以下の場合、病医院は経営的に立ち行かないと言われています。しかしこの人数でさえ、正味の診察時間は六～八分ということになるでしょう。この時間で丁寧に誠実に診察し、医師患者間の対話が十分できるでしょうか。患者さんが自分の症状や不安を説明するだけで五分、十分はすぐに過ぎてしまいます。このように病医院の採算ぎりぎりの患者数ですら、もうすでに多すぎるのです。

つまり、こうした真の「ケア」を医師がしたいと思っても、それは診療報酬として何ら算定されず全くの不採算となるため、通常の病医院ではなかなかこのような対応がとれないのが現状なのです。

このような対応ができるようにするためには、医療側にそれなりの人的、経済的ゆとりが必須です。それは自分の財布が食べるのにギリギリな状態では親兄弟を思いやったり、親しい友人を支援したりという精神的ゆとりが生まれにくいこととよく似ています。

国庫負担八兆円は少なすぎる

ところで国民総医療費のうち、患者の窓口負担を除く額が医療給付費で、これを国民の保険料と公費（税金）で負担しています。その給付費は二〇〇六年では二八・五兆円と発表されています。このうち公費は全体の三分の一に過ぎず、地方負担（地方税）が四分の一、残りの四分の三が国庫（国税）からで、それはわずかに八兆円です。

厚生労働省は平成十八年に、医療改革法案の提出を前に改革しない場合、十八年には二八・五兆円、二十二年に三三・二兆円、二十七年には四〇兆円、三十七年では五六兆円になると試算し、改革すれば三十二年で八兆円削減できるとしました。

一方、国民総医療費の予測値としては、平成九年に厚生省が出したものがあります。それによると、平成十二年で三八兆円、平成二十二年に六八兆円、三十七年には一四一兆円になると予測されています。ただし、発表当初より、この予測値の妥当性には疑問が呈されていました。事実、平成十二年の実質値は三〇・四兆円と、予測値を大幅に下回りました。このため、予測値は医療費がかかりすぎることを喧伝するための、誇張された推量値ではなかったかとさえ言われています。

平成九年予測の国民総医療費と医療給付費（改革後）予測値を読むと、平成二十七年で二六兆円、三十七年の時点で九三兆円の差額が生ずることになります。この差額は今指摘したように、大袈裟な予測値なので、実際には大幅に縮小する可能性が高いものです。事実平成三十七年の総医療費の予測は、一〇四兆円、八一兆円とその後の発表の度に次々下方修正され、平成十九年発表では六五兆円に修正しました。いくら予測値とはいえ、これほどの下方修正は厚生労働省も汗顔の至りではないかと心配になります。それでも今後十数年の間に総医療費は三〇兆円以上の上昇となる計算になりますが、やはり最近発表されている医療制度改革大綱を見ても、長期的に生ずるこの差額に対して、国庫など公費負担を増やす考えは国は全く持っていないようにみえます。だとすればこの差額は、窓口支払いと社会保険費の両者の値上げ、つまり国民の負担増で賄うしかないわけです。

年間総医療費を年間公共事業費の二倍程度かけている先進国が多い中で、日本は年間公共事業費が八〇～八五兆円と莫大なのに対し、医療費の国庫負担は十分の一の八兆円なのです。「天下り先の法人に、補助金として投じられる税金が五兆円」という報道を聞くと、「何だ、この国は自国民の医療に、集めた税金からわずか八兆円しか投じないのか」という気持ちにもなります。国は国民の健康より、公共事業や天下り先をずっと大切にしていることに、改めて愕然とするのです。

問題解決への選択肢

このような診療報酬削減の方針は、医師や看護師、医療スタッフの低賃金過重労働を一層強いるばかりです。その結果、医療の質を、今の医療現場の実態――三時間待ち三分診療――以下に下げてしまう可能性が高いと言えます。これでは医師患者の十分な対話など望むべくもない、悲劇的状況に陥る愚策ではないかと、ここまで論じてきました。

国民の誰もが望み、そして真面目な医師や病医院が最も切望するのは医療サービスの質を上げ、医師患者間の対話が十分できることです。その環境を整えるためには現在の三一兆円の医療費では到底不足であり、六〇兆円でもいいと述べました。そう考えた時、ここに横たわる医療費問題解決のための選択肢は限られてきます。

以下に、考えられる選択肢を挙げてみます。

1 国に医療費抑制政策の見直しを迫り、国庫負担の飛躍的増大を要求する。もちろん財源は無駄な公共事業費の大幅抑制による。

2 国民が医療費の個別負担増大を容認するか、病気が一定より重い場合にのみ医療を受けるだけにする（フリーアクセスの制限）という覚悟を決める。

3 医療の質の低下は容認しながら、医師、看護婦など医療関係者にさらなる低賃金過重労働を強いる。

1の選択肢は、国民の総意がそうなれば決して実現不可能ではない最善策と考えます。日本の医療の質と医療費のバランスを考えるとき、国際的にみても日本の医療費は低すぎます。そのことに、この拙文などを通して理解が深まれば、国に要求する力になるかもしれません。だが総意になるには、まだまだ国民の医療と医療費問題への関心が低すぎるように思います。（最近は後期高齢者医療の問題で国民の関心が多少医療費に向きはじめてはいますが……）

[2]はどうでしょうか。このままいけば、国民がその覚悟を決める決めないかにかかわらず、医療費の国民負担は増えていきます。しかもそれが中途半端な場合、国民にとって最も好ましくない[3]の事態も、同時に発生せざるを得ないでしょう。

その[3]の選択肢。医療関係者の側もさらなる自助努力や、第三者機関の監視制度も当然必要でしょう。しかし、結局、人材不足や医療リスクの増大が生じ、医療そのものが破綻する可能性が大で、これは下策と思われます。

[1]の選択肢を大いに推進していくことが望ましいとしても、結局どれか一つの選択肢だけでは十分な解決にはならないでしょう。やはり、第四の道を探るしかないのではないでしょうか。

そのためには超高齢化時代への対応、健康保険制度の見直しや国民が医療機関に過剰に頼る体質を改めるような地域の健康教育を奨励することもいいでしょう。各科にわたる健康相談や心理カウンセリング的なものを地域の保健所で一層積極的に行ない、病院の人的、時間的負担を軽減させるのも一案と思われます。

また、「検査づけ」という批判をよく耳にしますが、検査料中心の診療報酬のあり方は是正されるべきです。医師の判断や説明（医師患者間の対話の推進）に十分な評価、報酬を与えることも絶対に必要です。私は前著で、医療機関の収益にとっては不利であるが「通院は必要がない」「通院を終了する」とする医師の純医学的判断に点数がないのはおかしいと述べました。国民の目線に立った診療にこそ、高い評価を与えるべきなのです。

医療費というものは、「ゆりかごから墓場まで」の私たちの人生に常に関わる問題です。個々人の病気や心身の不調は、個々人が遭遇する事故や地震、火事などの災害よりもずっと高い確率で生じます。そしてそれは一人の個人にとどまらず、子々孫々にも大きな影響を与える大問題なのです。

「医療改革」をしなければならないことは、もはや誰の目にもわかる状況にあります。そういう重大な転機にある今こそ、国民の目線を最も尊重した、国民のための抜本的対策が講じられなければならないのです。

医療崩壊

医師の自殺が倍加した英国

前章で引用したように、日本では受けた医療に対する代価の支払いが海外先進国と比較しても極端に安いのです。

例えば「虫垂炎」の手術を例に挙げてみましょう。ニューヨークでは二日の入院だけで、約一九五万円、ジュネーブでは三〜五日の入院で一八七万円が必要です。これに対し日本は七日の入院が普通で、費用は三〇〜四〇万円です（表3参照）。日本では健康保険でふつう三割負担なので、窓口支払いは一〇万円前後で済みます。

海外と我が国の医療システムが異なるため、単純には比較できません。とはいえ、物の価値を金額で表すことが我々社会の常道であるとすれば、日本における「虫垂炎治療」という医療価値は多めにみても欧米の五分の一、窓口支払いという個人の実感からすれば二〇分の一にしかならないことになります。

そうした中で英国では九〇年代から医師、看護師不足が深刻化し、医療者の士気は低下し、医師の自殺率が他の専門職の倍、看護師は四倍に跳ね上がりました（毎日新聞の特集「医療クライシス」より）。このため、ブレア政権は医療費を五年間で一・五倍にし、医学部定員も大幅に増やしたのです。ドイツでも長い労働時間と医療費削減政策に伴う医師給与の相対的低下のため、二〇〇六年初めからストライキが行なわれていました。

ところがこのことはなぜか日本では報道されませんでした。同様の問題が日本でも噴出する可能性があり一種の報道管制がひかれたのではないかという穿《うが》った見方もあります。

私の伯父・伯母がドイツに住んでおり、彼らから私は情報を得たのですが、庶民は医師にかなり同情的理解をみせたといいます。この問題は同年八月頃、労働保護と若干の給与引き上げにより一応の妥結をみました。しかし労働コスト削減、医療保険の改革という政策を推進する中で、人気のあった同国初の女性首相メルケル政権も国民の支持を失い始めているとも言われます。

貧相な日本の医療状況

この欧州の医療状況は、日本の医療の近い将来を予言しているようでもあります。医師数の国際比較では、人口千人当たりの数が用いられますが、ＯＥＣＤのデータ（二〇〇〇年）によると、我が国は一・九人と平均（二・八人）をかなり下回って、二十九ヶ国中の二十六位という有様です。そのうえ、先ほど示したように、庶民は提供された医療を懐から出す金額という実感からして低く見積もってしまいがちです。

それでも何とかなってきたのは、日本の医療がこれまで「医は仁術」を旗印にしてきたからです。研修医や若手医師が無給または極めて安い給料で夜遅くまで労働し、勤務医や看護師たちもおしなべて自分の時間を犠牲にして働いてきたからなのです。

また患者側も、忙しそうな病医院ではしたい質問も遠慮して、医師の言うことに従順に従ってきたからこそなんとか成り立ってきたのです。

しかしここにきて、小児科や産科の問題が連日のように報道されています。そこで初めて、医師不足が庶民生活の中での大問題だということに皆が実感として気づき始めたのではないでしょうか。

小児科や産科などの陰に隠れて報道されることはありませんが、眼科医や眼科のコメディカルの激務も相当なものです。例えば、当院では一日千人あまりの患者が訪れ、その約八%は新患です。これを大体十五人前後の医師が毎日診察しています。全予約制を敷いてはいますが、一〇%程度は予約なしに来院します。専門病院ということで、予約なしの方々を断ればよいかも知れません。しかし、調子が悪く心配して来られたり、わざわざ遠方から来られたり、あるいは予約制を知らずに来られた方々を断ることはできません。

それは専門眼科病院とは言え、当院を眼科のファミリードクターとして信頼してきた都民や周辺地域の人々があり、その信用に支えられて発展してきた歴史があるからです。

このようなことから、各医師は朝九時前には病棟回診を終了させ、九時からの外来診察を行ないます。それは夜の八時すぎまで続くこともあります。無論昼食を取れないこともあり、取れたとしても五分ほどでかき込むといった誠に不健康な日々の連続となります。医師がそういう状況ならそれをサポートする看護師やコメディカルの職員も当然無関係ではなく、大同小異の生活パターンとなるわけです。

日本の医療行政は、医師や医療者の犠牲的精神にも限界があることに目をつぶってきました。そして患者も、低価格で医療の提供を受けるシステムに慣れ、それで医療が成り立つと錯覚しています。

しかし、医師にも皆家族があり、人としての生活をする権利があるのです。毎日、医療の現場で疲れ果て、短い睡眠のために家に帰るだけの生活では心身が不健康な状態に陥りやすくなります。まして新しい知識を仕入れたり、本来であれば医療に最も必要な人間力を磨く時間さえ少しも見い出せないことになるのです。医師の自殺者が増えたという英国の状況を理解することは決して難しくなく、他人事で済ませることはできません。

医療の荒廃を止めるには

もし、医師や医療者の心身が健康でないとどういうことになるのでしょうか。まず、患者の訴え、叫びをじっくり聞く精神的、時間的ゆとりをなくしてしまいます。

医療経済の器はそのままか、あるいは医療費削減という方向に進めながら、個人の医療への要求は時代とともに高まる一方です。ところが患者は、このようなさまざまな問題が横たわっている日本の医療事情をよく知りません。そのため病院の医師や看護師や受付の対応に不満が募り、果ては医療ミスを犯しているのではと疑心暗鬼にさえなってくるという、誠に救いようのない事態が起こるのです。

もしかすると日本の医療の歴史の中で、最もバランスを欠いた医師患者関係が今現在、現出しているのではないかとさえ思えます。それは特に病院においてひどい状況です。患者は病院に、個人医院よりもずっと過大な期待と要求をします。その結果、医療訴訟が増え、病院勤務医の給料は苛酷な業務や重圧に見合わない低さとなり、ついに耐えられなくなって開業などに流れてしまう、との報道もあるくらいなのです。

しかし開業医院にも、早晩、いやすでに同様の徴候が現れはじめているようです。それは開業している友人たちの話から感じます。日本人の我慢強さを考えれば、すぐに欧州のような状況になることはないかも知れません。しかし、医師も患者も感じ始めている医療の精神的荒廃を止めるには、「医療費の削減」「医学部定員減」などという、ここ十数年間の悪政を一刻も早く反省して、徹底的に改めるところから始まらなければなりません。さもなくば、救いようのない事態になると、私は予言しておきましょう。

最近、医学部定員の増加案がようやく国からも出てきました。ですが、ここに述べたような現状と将来を熟慮した抜本的な政策ではなく、もし多少効いてくるとしても、十五年先の話です。あまりに付け焼刃的であり、将来の計画が立てられない日本の恥部を再び見せられた気がするのは私だけでしょうか。

薬価と経済原理

価値観の違い

私はかつてスコットランドに留学していたことがあります。その間の夏休みに、地中海に浮かぶスペイン領のマヨルカ島に家族連れで行こうと計画し、大学の近所の旅行代理店を訪ねました。貧乏留学生ですから、少しでも安い旅行を見つけようと相談したのです。するとこ、係の女性の人が言いました。

「土曜日に出発するのがお得ですよ」

「えっ？　土曜日出発が得なのですか？」

「もちろんです。週末をはさむ旅行がお得です」

日本では、皆が行楽に出かける週末のホテルの宿泊代やパック旅行代は平日より高いのが相場です。日本の感覚しかない私はどうしても話しを呑み込めず、やはり私の英語力が乏しいせいかと思ったほどです。私があまり不思議がるので、彼女は販売者用の表を見せてくれました。すると確かに月曜出発より二、三割は安いのです。マヨルカ島行きだけの話かと思ったら、どのリゾート地でもそうなっています。

話を聞くと、週末には多くの人がチャーター便を利用するので安くなるのだというのです。つまり、そのリゾート地に行ける収容人数は決まっています。そして全収容人数が埋まったときにかかる実費をお客の数（実際は過去の実績からの推定人数）で割り算したものが販売価格になるということです。だから、多くの人が旅行に出かける週末は「安い」というわけなのです。

反対に平日の人の少ないときに、それこそチャータ便を借り切ってリゾート地でのサービスを一身に受ける場合は高くなるのです。誠に合理的な考えだと感心しました。日本のように、客がたくさん来る時に儲けてしまおうという考えとは大いに異なる発想の違いと言えるのではないでしょうか。

私がヨーロッパで生活している間によく感じたのは、「歴史の重み」ということです。それは芸術に触れたり、建物や器物を見る度に感じ、またものの考え方についてもそうでした。臨床においても古典的技術が大事に受け継がれ、古典的薬物が淘汰されずに日常的に使われていました。これは常に新しいものを追い求める米国とは少し違う感覚と言えるでしょう。翻って日本は、長い歴史を持ちながら意外に歴史の価値というものに気づかないでいるように思えます。

日本では「第三世代」「第四世代」などと言って、新しい薬物が出るとすぐに飛びつく医師が多いようです。その裏で、第一世代、第二世代の薬物は良いものでも次第に使われなくなり、ついには医療経済原理に従って淘汰されてしまいます。

新薬が良薬を駆逐する!?

私は、この状況には少々異論があります。

薬価は厚生労働大臣が諮問機関（中央社会保険医療協議会＝中医協）の答申を受けて決めている公定価格です。日本では二年ごとに診療報酬の改定がありますが、国の医療費抑制政策に従って古くからある薬物の薬価は下げられてしまいます。

しかし古くからある薬は実際に多くの症例に使われているため、作用も副作用も十分評価されており、医師たちは熟知してそれを使えるわけです。これに対し、高い薬価がつく新薬は、「サプリメント、健康食品の功罪」でも触れたように、いろいろな試験を受けて承認されたものではありますが、しかし、まだまだバリエーションのある多くの症例に使われてはおらず、未知の作用や副作用が隠れている可能性があるのです。

高い薬価がつく新薬は製薬会社でも一生懸命宣伝し、医師に使ってもらおうとします。医師のほうは、宣伝などで公開されている知識だけで大いに期待して使うのですが、使ってから出てくるリスクは患者、医師双方にとって当然あり得るのです。

そして宣伝されなくなる歴史的薬物は、それがたとえ良い薬であっても採算が合わなくなり、淘汰の運命にあります。そのため、私たち医師が「この薬を使いたい」と思っても、すでにその薬が販売中止になっているという事態が時々起こります。これは医療経済至上主義の歪みと言えます。

欧州の週末旅行費ではありませんが、発想を変えて歴史的によい薬ほど高い薬価を与えてはどうでしょう。新薬も歴史を踏んで評価されるごとに、薬価を高くしていけばよいのです。それで淘汰されてしまうものこそが、淘汰されてもよい薬だということになります。

医療情報

アピールの大切さ

日本は韓国や中国から第二次世界大戦中の日本人の侵略問題を持ち出されると、その後ろめたさからか、自分の主張をアピールすることに気後れしています。韓国や中国は、自国内向けもあるかもしれませんが、打たれ弱く、自信喪失気味の日本の弱点を見抜いて、「侵略の過去」を外交カードに盛んに用いていると言われます。

ただし近頃では、日本の精神を見直す論調もよく見かけるようになりました。ベストセラーを次々出す数学者の藤原正彦氏は、「『悪いものは悪い』に数学的論理は必要なく、論理よりも情緒、日本精神が大切だ」と説いています。前台湾総統の李登輝氏も、「日本は素晴らしい日本精神をもっとアピールすべきだ」と持ち上げています（「日本精神こそ世界の指針」、Voice　二〇〇六年五月号）。

「葉隠」や武士道精神が過去の封建制の遺物として捨てられるのでなく、日本人の精神を形作ってきた原型として再評価されているようです。日本もいくらか自信を取り戻し始めたのかも知れません……。

似たようなことで、病院や医師も「医療過誤」だの「誤診」だのと責めたてられると、打たれ弱く、どうも萎縮診療になっていく傾向があります。自信を取り戻すためには、医療の理念、もっと言えば「患者さんを助けたい」という崇高な初心の精神に立ち戻る必要があります。そして、それを誠実に日々の診療に反映させるしかないでしょう。

しかし「自信がある」だけではアピールになりません。アピールしないのは一見奥ゆかしく見えるかも知れませんが、それはむしろ傲慢というものです。アピールしなければ誰も自分に注目してはくれないのですから……。

欧米に留学経験のある人の大半は、「アピールの大切さ」を痛感して帰国します。アピールが遅れたり、下手だと自分が持つオリジナリティーやイマジネーションも全く存在しなかったかのように、人は通り過ぎていきます。正しいルールを適用したり、正しい判定をしてもらうために、適切に時には執拗なほどのアピールをしないといけないのはスポーツと同じです。

では、どうアピールすればよいのでしょうか。ただその場で吼《ほ》えたり、叫んだりしていてもあまりアピールにはなりません。アピールするタイミングや、注目させるそれなりの仕掛けも大切です。

従来、病院や医院は広告できる内容がかなり制限されており、診療科名や所在地、診察時間などに限られていました。しかし平成十四年、ついで平成十九年に医療広告の規制が緩和され、新たに広告できる項目が大幅に増えました。その要旨は、

① 患者等が自分の病状等に合った適切な医療機関を選択することが可能となるように、

② 患者等に対して必要な情報が正確に提供され、その選択を支援する観点から、広告可能な内容を相当程度拡大することとしたものです。

詳しくは厚生労働省のホームページからアクセスできます。特にこれまでグレーゾーンであったインターネットを「広告規制の対象外」と明文化したことが画期的です。

これをうまく利用すれば、病医院のアピールになるだけでなく、患者さんにとっても、医療機関を選ぶための大事な手がかりを提供することになるはずです。

情報の質を評価する目をもつ

では、ここでアピールされる立場の患者さんの側になって考えてみましょう。最近はインターネットで情報を得る人が増え、新聞雑誌の売れ行きにも影響が出ているようです。そのインターネットで何かを検索すると、確かにいろいろな情報が出てきます。しかし問題はそれがどの程度信頼できるかですが、それは書いてありません。その情報が実証的なものか、噂か、それともウソかといったことは、読み手が判断するしかないのです。新聞や書籍の情報が、少なくとも日本ではかなり信頼できるのに対し、インターネット情報は玉石混淆《ぎょくせきこんこう》の状況にあります。

正しい情報を得る第一歩は、自分が「何を目的」に「どういう情報を得たいか」を明確にしておくことです。そして、こちらから積極的に目的の情報を取りに行くことです。

しかし、得られる情報が玉石混淆であることを考えれば、まずは批判的に、眉に唾をつけて見なければなりません。そして、反対意見にも目を通すことが必ず必要です。

座して入ってくる情報だけを頼りにしていると、目立つ情報だけが入ってきます。それは時に情報発信者の目論見にはまってしまうことになりかねません。それでは情報の質を評価する目は決して育たないのです。

薬の情報を例に考えてみましょう。薬の情報をただ漫然と得ようとすると、作用より副作用の情報の方が目立ちます。多分、そういう情報の方が取り上げられやすいし、インパクトがあるからでしょう。それゆえ、治療に必須な薬なのに「こわい副作用があるから、使わない」という誤った患者の判断が生まれてしまいがちです。

別の例を挙げてみましょう。

例えば、「手術件数が多いからよい医師である」というのは、おおよそ合っていそうな判断です。しかし、情報発信者が、それが非常にアピールする情報だと気づき、意図的に手術件数を増やすと事態は変わってきます。つまり手術の適用基準を甘くしたり、手術成績が上がるような易しい手術ばかりを手がけさえすれば、「手術件数の多い」医師になれてしまうのです。

せちがらいようですが、アピールする側はされる側の、される側はする側の立場に立ち、一度立ち止まって考えないと判断を誤ります。情報氾濫時代だからこそ、医療者も患者も心して、しっかりした「自分自身の判断」をしなければなりません。

ケガの後遺症①——器質性か心因性か

ピントが合わない

「誰のために、医師や看護師やコメディカルの人たちがいるのか」——。

この一見陳腐な問いを、初めに質《ただ》しておきましょう。

二十四歳の女性Dさんは、三年前に交通事故による外傷で「むち打ち症」になりました。首や頭の痛みは治ったのですが、目のピントが合わせにくくなりました。そこで数軒の眼科に行きましたが、「わからないが、そのうち治るだろう」「目は何でもない、気のせいだ」と言われ、「もう通院しないでよい」などと言われるばかりでした。

何軒目かの医師には、「ケガとは関係ありませんね。心療内科にでも行ってみたらどうですか」と言われたのですが、納得が行きません。そこで私どもの病院を受診しました。

Dさんの矯正視力（遠方視力）は〇・五～〇・六で、近方視力も同様です。眼位や対光反応、視野、色覚にも異常がなく、確かに眼球に異常は見い出せませんでした。調節力は年齢とともに衰えますが、彼女の場合測ってみると概ね六D以上です。この年齢としては若干弱いほうですが、まあ著しい異常とは言えない範囲です。

外傷により眼球自体が壊れたり、変化したりした部位が見つからないケースで「視力低下」が起こることがあります。この場合に眼科医がまず思い浮かべるのは、「外傷性視神経症」です。ところがDさんのケースでは、それを疑える所見は全くありませんでした。

このように、異常所見が見つからない交通外傷の被害者の場合、「事を有利に運ぼうとしているのではないか」などと疑い、「心因性視力低下」や「詐盲」(わざと見えないことを装うこと)を考える医師が多いのです。

しかし、Dさんは加害者との和解はすでに済んでおり、そのあたりのわだかまりはもう持っていないようでした。ただ、その外傷後から、以前のような焦点の合ったきれいな像が得られず、仕事をしてもすぐ疲れてしまうと言います。「これは一体どうなっているのか」「どうしたら治るのか」と、その答を求めて来院したのです。

機器では異常が見つからない

このように原因がわからないと、「加害者から金を取ろうとしている」などと考えるのは、とても浅ましい判断だと私は思います。そう考える医師は、どうしてそこで患者の抱える辛さを理解しようとしないのか。私はどうしても首肯しがたいのです。そう思う前

に、もっと検証してみるべき内容があるのではないでしょうか。例えば、

①今自分たちが持っている診断レベルが、当該患者の異常を検出できない可能性。

②非器質的障害だとしても、「心因性」とするのが医学的に妥当なのか。

ということです。

まず①に関して述べてみましょう。そもそも臨床に用いられる機器は疾患を想定して作られていますから、外傷という特殊な領域の検査は苦手です。このことは外傷だけではなく、中毒でも同様のことが言えます。

「病気の診断に用いる臨床医学の器械でうまく異常を検出できないからといって、異常なしと結論することは、いたずらに保険会社の肩を持つだけで、患者さんの立場に立った判断では決してありません」と前著でも述べました。私はこのことを繰り返し、声高に言いたいのです。患者さんのために診療をしているはずの医師が、必ずしもこのことに思いを致さない御用医師になり下がっている姿勢を、実に残念に思います。

「心が壊れる」ことも

次に②に目を向けてみましょう。そもそも「心因性」とは、一体何でしょうか。そして「心因性」と診断したとたん、医師は「患者を患者として扱う意識が、薄れてはいないか」という懸念が生じます。

それより前にまず、どのような人格の人が、外傷を契機に、いかなる心的プロセスで視覚障害出現に至ったのか、を検討する必要があります。つまり「身体表現性障害」「心的外傷後ストレス障害（ＰＴＳＤ）」「うつ病」など、より特異的診断を探る。そのうえで発現している異常をどのように改善させるかを医師や医療人は考えるべきだ——というのが私の意見です。

もし非器質的であっても、それが時間的経過から見て外傷を契機にしていれば、広い意味では「外傷性」です。そのことさえ医師にも保険会社にも、時には周囲の人にさえ認められず、苦しんでいる人があまた存在するのです。

からだの構造が壊れたり、骨が折れたりすることばかりが外傷ではありません。なかには「心が壊れる」ものもあるのです。そのことをぜひ、医師も患者も社会も認識していただきたいのです。

これまで日本の社会では、残念ながら「心が壊れる」ことを「外傷性」と捉えることをなぜか認めてきませんでした。しかし、法律家の中には、治る見込みのない外傷をきっかけにした「心因性変化」は、理論的には賠償される可能性があるという見解を持っている人もいます。

医学が進歩して、外傷を契機に生ずるさまざまな人の心身の障害を検出することができるようになってきました。にもかかわらず、保険補償の考えかたや法的判断が解剖学的に壊れた場合しか認めないというのは、いかにも前時代的です。少なくとも患者の味方たる医療人は、社会の風向きや法律、また判例がどうであれ、器質的なものが見つからないからといって患者を軽視することがあってはなりません。仮に障害が法的に認められなかったり、症状が改善しなくても、患者にとって医師があくまで自分を支持してくれたという事実は、その後の社会生活を継続するうえで必ずや力になると、私は信じています。

ケガの後遺症②——後遺障害等級表の不備

後からわかった後遺症

「北海道にいる家内の兄が亡くなって、その葬式に出かけていた三年前のことです」——。

そう語るのは六十五歳のSさんです。北海道の農道でその交通事故は起こりました。

「畑の真中にある道の四つ角で、私たちの車が軽トラックとぶつかりました。むこうは獣医さんで、ずいぶん急いでいたようです。どちらもスピードはそれほど出ていないように思いましたが、かなりの衝撃でぶつかり、私たちの車は横転しました。家内は足と胸の骨を折って苦しがっていましたので、そちらに気を取られて自分がどこをどう打ったのかはよく覚えていません」

数ヶ月経って、どうも首や肩が痛く、右目の見え方が変な感じがします。そこで眼科に行ったところ、視野が欠けていて「緑内障」と診断され、点眼を処方されました。それからしばらく点眼治療を続けていたのですが、目の疲労感が強く、また体調も思わしくなく、仕事を継続するのが辛い状態になってきました。

「もしかすると、事故と関係があるかも知れないと考え、別の眼科に行きました。すると、その判断は難しいので、ということで先生のところを紹介されたのです」

このような経緯で、私はSさんを診察することになりました。その結果、Sさんは緑内障でなく「外傷性視神経症」の疑いが濃いということになったのです。

Sさんの闘いはそこから始まりました。まずは、そのことを損害賠償保険の会社に申し出ました。ところが、「何を今さら」といった素っ気ない対応をされてしまい、当院の診断書を提出して、ようやく交渉が開始されたのです。

後遺障害に該当しない後遺障害?!

「家内のように骨が折れたりすれば、誰の目にも明らかなので、すぐに等級が決められます。しかし、骨折が治れば後はもうピンピンしている。ところが私のように、後になっていろいろな症状が出てきて、しかも視力は正常となると『障害はほとんどない』に等しい判断なのです」

確かに、一三八の項目に類型されている「後遺障害等級表」には、いろいろな矛盾点があります。これを杓子定規に適用すると、本人の持つ後遺障害の程度が正当に評価されないことがあります。また、前項でも触れたような、器質的障害として検出しにくいものが落ちてしまう危険性もあるのです。

外傷によるものであることがタイミング的に明らかなら、その原因や障害の種類で後遺障害を評価するのでなく、「日常社会生活がどの程度できるか」――という別の尺度で評価すべきだと思います。

この法律には、「各等級の後遺障害に該当しない後遺障害であって、各等級の後遺障害に相当するものは、当該等級の後遺障害とする」という備考があります。これは法律独特のもってまわった表現ですが、要するに明確には記載のない障害を、それに相当する等級を捜して当てはめるというものです。

また、障害が二つ以上ある場合の定めもあります。このような事項の存在は、患者さん自身もなかなか知ることができず、また医療関係者もほとんど知らないのではないでしょうか。こうした項目の弾力的運用を促すためにも、医療者が意見を述べることの意義は大きいと考えます。そして被害者たる患者さんが声をあげることは、さらに意味があると思います。

保険会社の前時代的体質

「保険金不払い」

生命保険については二八四億円、損害保険では二九四億円を越えるという「保険金不払い」が発覚して、社会問題になったことはまだ記憶に新しいところです。これは保険会社がどういう姿勢で事業をしてきたかが、ついに暴露されたと言えなくもありません。

生命保険も損害保険も、偶然発生した事柄に対してその経済的保障を人々から集めた掛け金で行なうという仕組みです。それは加害者であれ被害者であれ、当事者の救済が目的のはずなのです。にもかかわらず、宣伝や勧誘は親切ごかしにしっかりとやるのに、いざ支払いとなると円滑にはしないのです。勿論、なかには保険金詐欺のような事例はあるでしょう。しかし、それを理由に庶民がまじめに掛けてきた保険金を支払わないことは許せない所業です。

ところで、自動車保険や損害保険における損害調査は「損害保険料率算定機構」がすることになっています。後遺障害認定に異議申し立てがあれば、機構の審査会が開かれます。もし、その結論に異議があれば専門医師などを含む第三者で構成される「再審査会」が開かれます。

特に自動車保険の場合、加害者側の支払いに関しては保険会社が主体となりますが、この仕組みだと明らかに被害者に不利です。損害調査の結論は過去の事例に則って出され、異議申し立てがなければそのままになります。被害者の大半は結論に納得ゆかなくても、それを鵜呑みにせざるを得ない状況なのです。

なぜなら、「異議申し立て」というのは、庶民にはなかなかそうしにくい障害があるからです。まず、理解があって協力する医師がいなければならず、弁護士など異議申し立てのノウハウを知っているアドバイザーも必要です。つまり、その障害とは、

①異議申し立てという心理的負担。

②多くの医師は多忙で、できればこのようなことに関わりたくないと考えているため、医師の協力者を探すのが難しい。

③異議申し立てのノウハウがわからない。

④経済的負担。

というように、被害者には高いバリアがいくつもあるのです。これだけでも、保険会社は初めから進んで十分な保険料を支払うつもりがないことが見てとれるのではないでしょうか。

「異議申し立て」をしても

ここで私が言いたいのは、異議申し立て後の話です。私は神経眼科を専門にしているせいか、医師の一番いやがる仕事の一つである「異議申し立て」への関与を頼まれることが非常に多いのです。いったんこれに関わると、調査や書類書きに膨大な時間と労力を取られることになります。そのために私の一般診療が圧迫されるので、なるべく断りたいのが本音です。しかし、なかには何人にも断られてほとほと困っている人を見るに見かねて、あるいは先輩医師や知り合いの紹介で引き受けざるを得ないことがあります。

一番多いのは頭頸部外傷後の調節障害、「近見障害」（近くにピントが合わない）や近見けいれん（今までなかった近視が出現）です。これは日常視において非常に困る事態です。ところが眼科には、日常視とは程遠い状態で調節力を測定する程度の古典的な器械しか大抵はありません。

日常視においては目まぐるしく動く複雑な背景の中で、自分も動いたり、目を動かしたりして、遠近左右あちこちにピントを合わせながらものを見ています。そういう動的状態で「調節」（ピント合わせ）がうまく働いているかどうかを検証するよい器械は未だ開発されていないのです。眼科臨床が疾患中心で、外傷など特殊な状態は関心外だからでもあります。

とはいえ、仕方がないのでそういう古典的器械を利用して、被害者の調節力を測定してみます。すると、明らかに異常な場合もありますが、年齢と対比して（四十歳以上では老視が関わるので、外傷とは関係なく調節力低下が起こるため）あまり有意な差がでないこともあります。

しかし、患者の訴えは真剣で強烈です。

「辞書の文字が見えていたのに、受傷後はぼけて見えなくなった」

「どこを見ても鮮明な像が得られない」

「読書が好きだったのに、新聞や本を五分と続けて見ることができない」

その中の一人の患者は、優れた網膜硝子体術者であった眼科医でした。

「眼精疲労が強く、頭痛眼痛が続き、手術中にも霧視が生じ、網膜硝子体手術のような長い手術は断念せざるを得なくなった」

こうした本人の日常生活に即した訴えと古典的検査ながら調節力が低下しているデータに、調節機構に異常が生じているとの私の考察を添えて申し立てをすることになります。

認定却下のトンチンカンな理由

しかし、これまでのすべての回答は、「障害と認定できない」という「障害却下」の結果です。その理由を見るとがっかりします。

①水晶体、毛様体を含む眼球に損傷がない。
②頭部画像診断で異常がみられない。
③調節力には個人差があり、年齢に比し変動範囲内である。
④頭痛、眼痛は別の原因でも起こる。

――誠に陳腐な回答と言わざるを得ません。

「申し立て」では、水晶体や毛様体（調節を司る筋肉）に異常があって、調節障害が生じたなどと言っているのではないのです。頭頸部外傷により中枢性の調節機構に不調が生じたと考察しているのであって、これでは全く話が噛み合っていません。

先に述べた再審査会のメンバーは非公開です。しかし、聞くところによるとそこに関わる「専門医」は大学の教授を退官した人や、いつも頼まれている保険会社よりの紋切り型回答しか出さない御用学者だと言います。

このようなメンバーでは、もう年をとって勉強を怠っているのではないか。そのため、調節を含む近見の中枢回路が解明されてきていることも、頭頸部外傷でその回路に不調が生じて近見障害が起こることが内外で報告されていることも知らないのではないか――と疑ってしまいます。そういう知見がないために、調節障害といえば水晶体と毛様体しか頭に浮かばず、そこに損傷がないなどという的外れな回答が出てくるのではないかと思ってしまいます。

「常識」が常識でない

この例のような「脳の回路」の不調は腫瘍や脳梗塞などと違い、通常の脳の画像診断を行なっても検出できません。そのくらいのことは医師なら誰でも知っている常識です。

ですから②の「頭部画像診断で異常が見られない」ことを認定できない根拠にするのは明らかにおかしいのです。頭部画像診断で損傷が発見されるようであれば意識障害や知能障害、その他さまざまな神経学的異常が出現しているはずで、近見障害だけにとどまるはずがないことは、今日の医学では常識です。

眼球に穴が開いたり、視神経が切れたりと具体的に解剖学的損傷があれば、保険金は問題なく支払われます。しかし、一見表面に傷がなかったり、画像診断で変化が見られないものは保険金欲しさの「詐病」だと短絡的に考える時代が長く続きました。おそらく今でもそれをはっきり文書には書かないものの、保険会社や医師の意識の中にはあるのかも知れません。

実は私自身も、以前は「頭頚部外傷後の調節障害は心因性か詐病」というように考えていたことがありました。実際、そのように教育されていたからです。ところが臨床の現場にいて、そういう患者のあまりの多さに「本当は違うのではないか？」と疑問視するようになったのです。

先ほどの眼科医は、

「私も、外傷後の患者の訴えは、大半が保険金欲しさだと思っていたのです。でも、自分自身が実際そうなってみて初めて、外傷後の近見障害は本当に存在するのだと、考えを改めたのです」

と告白しました。

審査会、再審査会は学問の進歩に全く追いついていない判断しかできず、専門医の選びかたも偏りが著しいと感じます。未だに心因性や詐病ばかりだと思っているのでしょうか。それとも保険会社の意に沿った体制的判断が自分の仕事と思い込んでいるのでしょうか。

結局、問題はそのような医師を選択する保険会社の「なるべく保険金を支払いたくない」という体質であり、誰のための保険なのかを忘れた姿勢なのです。

保険金不払い問題、また審査会、再審査会の問題も庶民を軽視した前時代的体質からくるものに違いありません。そして「国がやることだから」という庶民の信頼を、いとも簡単に裏切った年金問題も、おそらく同根なのだろうと思います。

患者の不満の行方

「one of one」か「one of them」か

最近は「患者中心の医療」「患者様中心主義」などを病院理念として謳う病院、医院が増えています。そして、「患者権利憲章」なるものも発表されました。当院もまた、その理念に「患者様第一主義」を掲げています。

そもそも病院医院は患者のためにあるものです。ですから主人公は患者であることは自明の理です。学校は児童生徒学生のためにあるとわざわざ書いている学校はありません。「患者様第一主義」と改めて示さなければならない状況は、そうしないできた歴史があり、そうしようと思ってもしにくい状況があるからではないでしょうか。

文化功労者で医事法学者でもある唄孝一先生は、「患者から見るとその医師は『one of one』（ワンノブワン）ですが、医師から見るとその患者は『one of them』（ワンノブゼム）に過ぎない」と言っています。

この言葉は、患者の医師に対する認識と、医師の患者に対する認識との差を見事に言い当てた名言です。改めて「患者様第一主義」を声高に言わなければならない底流には、この認識の差が存在するのです。

ですから私は、病院のスタッフが集まる時にはしばしば次のような話をします。

「日常の業務の中で、緊急に判断しなければならない事情が生じた時は、あなたの都合、または部署や病院の都合で考えるのでなく、どうすることが『患者のためになるのか』ということを、最大の手がかりに判断してください」——。

「患者様第一主義」を逆手にとるクレーマー

この判断基準で間違うことは少ないと言えます。

しかし、例えば「予約時間からもう二時間も過ぎているのに、まだ呼ばれない。何とかしろ」と怒って詰め寄ってきた人がいた場合はどうでしょう。その待ち時間が病院の何らかのミスで生じたのではなく、通常の診療をしていて物理的に生じたものであった場合、「患者のため」だからとその人をすぐに呼ぶように手配すべきでしょうか。

その行為は確かにその患者のためにはなるでしょう。ところがそうしてしまうと、真面目に文句も言わず待っていたその他の患者たちのためにはならないわけです。

要は、「患者様第一主義」といえども、大きな声を出す人、ルールを無視する人の自己中心的なクレーム、わがままは通してはならないということです。

診療に不満だからと言って、「診療費の支払いを拒否して帰ってしまう」といった患者も時にはいます。それは意外にも、比較的社会的地位の高い（あるいは高いと思っている）人に多いような気がします。しかし、それは保険診療という制度に対する理解が不十分であるために起こるのです。

そのため当院では顧問弁護士などとも相談して、次のような見解を出しています。

診療費は成功報酬ではない

病院・医院でかかる保険医療は「健康保険法」という法律によって定められています。すなわち「健康保険証」を呈示して、保険医療を受けることを申し出た時は、この法律に従って医療が行なわれ、診療費が発生する仕組みです。医療費は診療にかかった費用の一部（国保本人及び家族三割、社保本人三割、家族三割、高齢者は一割）を患者が負担し、残りは皆さんの加入している健康保険組合が各医療機関に支払っています。

このように保険医療はホテルのサービス、デパートや商店での買い物などと違い、法律に基づいた診療行為です。それゆえ病院・医院としては、法律を遵守する形で医療費を請求します。もし万一、この形が崩れれば、健康保険診療という制度は成り立たなくなってしまうのです。

ぜひご理解いただきたいことは、この法律、制度においては通常のサービス業とは異なり、診療行為の結果が問われることはないということです。また、診療費は成功報酬として算定されているものでもありません。従って、サービスが悪いからとか、病気が治らないからといって医療費を支払わないことは、明らかに不法行為になるのです。

現在、医療はサービス業と言われ、確かにそういう側面があることは事実です。ですが、実際の医療行為は、このように法律に基づいた行為なのです。

「先生、目が欲しい」……

片目の生活の惨めさ

「先生、目が欲しい」——。

この言葉は、名前を言えば大多数の人が知っている高名な学者、Sさんからの年賀状に書き添えられていたものです。Sさんは緑内障で片目を失い、残る片目での生活になっています。しかし八十歳を過ぎても読書や執筆、講演と仕事への意欲は衰えることを知りません。

その片目は緑内障の初期ですが、しっかり一・二の視力が出ます。ところが片目になって以来、少し仕事をすると涙がたまり、目やにが出て、ついには頭痛や吐き気がしてきて仕事にならないというのです。それがつい、冒頭の悲鳴にも似た言葉になったのでしょう。

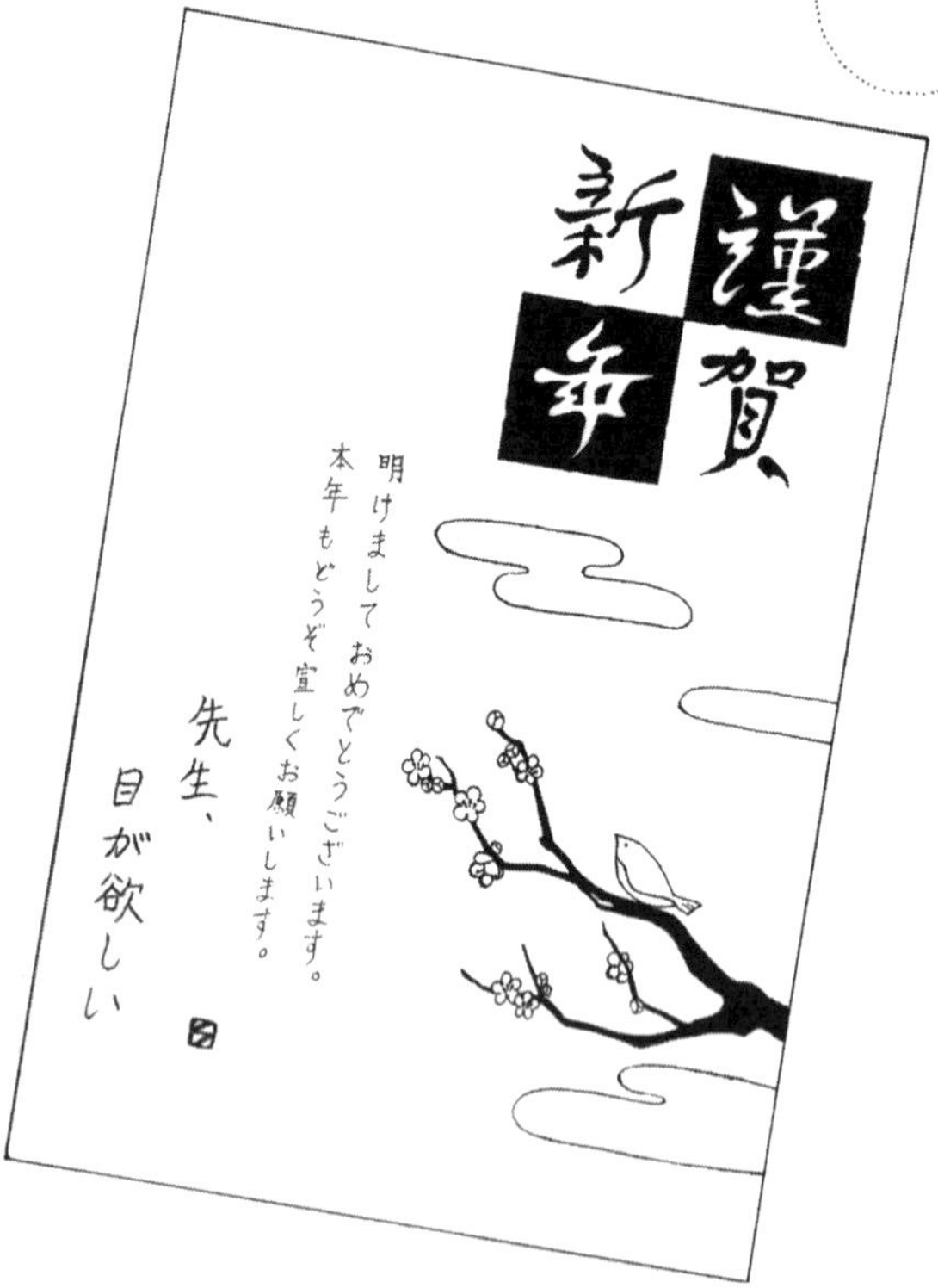
謹賀
新年
明けましておめでとうございます。
本年もどうぞ宜しくお願いします。
先生、
目が欲しい

私たちは、片目でも視力が良ければあまり問題ないと思いがちです。だからSさんのように、片目は使えなくても、良いほうの目が一・二あれば大した問題ではないと錯覚してしまいます。ところが、両眼で生活、仕事をしてきた人に、何らかの事故や病気のために片目に支障が生ずると、その影響は甚大なのです。

試しに片目に眼帯をして、一日生活をしてみるとよく分かります。道の段差が分からずつまずくし、階段を降りるのが怖くなります。加えてものを読んだり、書いたり、パソコン作業も能率が悪くなるばかりか、十分もするとすぐに疲れてとても健常者のように長時間は続けられないことが実感できるはずです。

「片方の視力が出るからいいではないか」と考えていたことの間違いに、やっとそこで気づくのです。

「実感」を伴わない診療の悲劇

しかも、片目の眼帯という模擬体験と実際の病気とはまたずいぶんと違うと思います。まず、病気を有していること自体の不快感があるでしょう。加えて全く見えない場合を除くと、その病気の目から入力される歪んだ信号が健常な目からの正常な信号を邪魔することになり、まぶしさや混乱視、違和感の原因になります。それでますます仕事の能率が落ちることになるのです。

正常な目からはきれいな像が得られます。音楽で言えばきれいな音が聞こえます。ところが病気の目からはノイズ、雑音が聞こえてきます。左右眼からの信号を統合する脳としては混乱し、雑音のほうを消したくなります。

このことは、医療者も意外と知らず、実感としてもわからないようです。そのため、「廃用性斜視」といって、何らかの原因で使用しなくなって長年斜視のまま過ごしてきた目が白内障になると、「明るくなるから手術しましょう」と言って手術してしまう医師が後を断ちません。

手術をすれば確かに明るくはなります。ところが、それまで使わない状態で適応していたのに、手術した目から余分な入力信号（利用できないノイズ信号）が入ることで、本人にとって極めて不快な状況を作り出してしまうことになるのです。

つまり、患者にとっては高い代価を払って、不快な状況にさせられたことになります。ところが一方の医師に言わせると、手術して視力が出たのだから成功であり、文句はないはずだという話になるのです。医師が実感の伴わない診療をしていると、このような事態になっても少しも気づかない笑止なことになります。

また、視覚障害の等級の決定にも問題があります。その前提は左右の「視力和」になっており、これは全くおかしなことで、それを私はたびたび指摘しています。日本では片目が見えなくても、もう片目の視力が出れば、視覚障害にさえならないのです。それは実際に片目で生活する人の辛さに、思いを致してないからです。

その人が病気によってどれだけ生活に支障が生じたか、その訴えは主観的であるかも知れません。しかし、それを知ることのほうが重要で、その訴えを加味した、あるいはそのことを主体にした等級設定をする必要があると思います。

個人の尊厳を重視した総合医療を熱望

「目が欲しい」という言葉は、人が生きていくうえで視覚がどれだけ大切かを実感した人の声でもあります。

全身病のコントロールのために、総合病院に入院しているうちに目の合併症が進行してしまう例を前章で取り上げました。どうしても内科中心の医療になるため、眼科の対応が後回しになりがちなのです（前章「患者の祈り、医師の祈り」）。

なかには強引に眼科病院に転院し、全身状態は悪化したものの、それでも失明を免れたことを本人も家族も喜んでいるという例があります。もちろんそれは賭けのようなもので、目を救おうとする間に命が取られる可能性もあるのです。その場合、「強引な転院」を患者の尊厳と考えるか、眼科医の判断ミスとするかは、とても難しい問題です。

本当は、このあたりの判断は本人ではなく医療側が大所高所からするべきで、命も目も救われることが一番理想なのですが……。

しかし悲しいかな、上記のような患者さんは決してまれではありません。これは総合病院にあっても、必ずしも「総合的」にみていない、患者さんの人間として侵し難い人生観まで斟酌《しんしゃく》した医療体制が取れていないことを物語っています。つまり、患者さん一人ひとりの尊厳を認め、個別的に扱う医療が確立できていないのです。

「目が欲しい」という叫びは、個別的医療、個人の尊厳を重視した医療を熱望する叫びであり、未来の医療のとるべき道を指し示す叫びに違いない——そう言っておきましょう。

「十五年間ありがとうございました」

「眼窩内腫瘍」を摘出

子供が皆成人し、親としての役割がほぼ終わった今、自分の人生や寿命をふと考える時が私にも訪れるようになりました。そういう年齢に、「初老期うつ」が生ずるというのもわからなくはないという感想です。

先日、緑内障と白内障のある、もうすぐ八十歳になる元気なおばあちゃんから、

「私の目は先生に預けたのですから、先生元気にしていて下さいね」

と言われました。

ふた廻り近く年上の人からそんなことを言われると、急に自信がなくなって、元気そうなおばあちゃんを眺めながら、「もしかしたらこの人に負けるかも知れない」と思った次第です。

麦粒腫や急性結膜炎などの感染性疾患を除けば、疾患の大半は慢性病です。考えてみれば、医師も人間の寿命を持っている以上、一人の医師が一人の眼科慢性疾患患者を発症から最後まで診る機会はまずないのではないかと思います。

ある日、前任地からの継続で、もう十数年来私のところに通院している女性Aさんが、台北に住む中国人の女性患者Bさんを連れて来院されました。聞くと、十五年前同じ病室に入院し、私という同じ主治医を持ったことで、その後ずっと年賀状のやりとりが続いていたのだそうです。

その当時、Aさんは「視神経炎」で、Bさんは「眼窩内腫瘍」で入院していました。Bさんは視神経鞘髄膜腫で眼球突出が生じ、視野も欠けていたのでした。当時、眼窩内手術はもっぱら私の担当で、Bさんの手術も私が行ないました。全摘出は視神経を傷害して失明させてしまいますので、眼球突出を軽減させるだけの部分摘出にとどめました。幸い所期の目的は達成しましたが、「いずれ再発するだろう」と当時台北から留学していた医師にその後の経過観察をお願いしたのです。

それから十五年——。果たしてBさんは再び眼球突出がひどくなり、台北では手術をしてくれる医師が見つからず、再来日して私の前任病院を訪ねました。しかし、私は転出していておらず、その眼科でもそういう手術をしてくれる医師はいないとのことでした。そしてやむなく脳外科で手術を受けました。一・五あった視力はゼロになり、眼瞼下垂と各方向への眼球運動制限も残していました。

Bさんは A さんに、「台湾に帰る前に、できれば若倉先生に診てもらいたい」と連絡し、急遽来院の運びとなったのです。眼球突出はありませんでしたが、視神経乳頭は蒼白で、血管も白線化しており、もはやいかにしても回復させる術はありません。

手術前に、「視力は低下するかも知れない」との説明はあったそうですが、全く見えなくなるとは思いもよらなかったようです。

失明の日

眼科は目の機能を最も大事にするが、脳外科はどうしても腫瘍を取ることを優先して視機能を一番には考えない——。これは万国に共通する意識でしょう。同時に、以前はどこの大学にも一人はいた眼窩手術のできる医師が、今は極端に減っています。経済優先になってしまったために、症例が少なく、時間がかかり、割の合わないこうした手術はやらなくなってしまった結果なのです。

「台北でも同じことです」

彼女は無念そうに言いました。わざわざ日本までやってきたにもかかわらず、結果は惨憺たるものとなってしまったのです。

例えば、米国のジョンスホプキンス大学のように、神経内科、脳神経外科、神経眼科がいつもグループになって症例検討会をし、互いに成果を監視し合っている環境ではこのようなことになる可能性は少ないのではないかと思います。

医療経済至上主義にならざるを得ない今日の日本の環境の中で、患者のための質の高い医療を維持しようと思えば、厳しい医療監視体制を自ら作らなければ、やがて医療は国民の信頼を失うだろう――。彼女と話しながら、私はそう思いました。

しかし、Bさんはたっぷりとした「目力」をたたえながら、達者な日本語で、

「先生に十五年前に手術していただいたおかげで、私は十五年間目が見えました。本当にありがとうございました」

と、深々と頭を下げたのです。

今の日本では、このような結果になったとき、クレームがつき、場合によっては裁判に持ち込まれるケースかも知れません。毎日のようにクレームを受ける立場にいるからでしょうか、私はBさんに深く心から感動しました。

その豊かな世界観、人生観に打たれた私は、その瞬間、思わず頭を垂れていました。

あとがき

自分の視力は二・〇と自慢したり、レーシック（屈折矯正）手術がうまくいくと二・〇以上の驚異的視力が出るだの、ビルマの海洋民族モーケン族やアフリカのマサイ族は八・〇以上の視力を持つだのと、目の機能というと視力ばかりが取り上げられがちです。

私が今勤務している井上眼科病院にやってきたのは一九九九年でした。当時、この病院にロービジョンケアシステムを導入しようと考えたとき、自らもロービジョン擬似体験をしてみました。左目は完全に遮蔽し、右眼は真ん中部分だけがかろうじて見える「視野狭窄」眼鏡を作り、真ん中の見える部分もすりガラス状に曇らせました。確かに真ん中はやっと見えるのですが、歩き出そうとしても周囲の状況がわからず、手の方が前に出てしまいます。段差はわからないし、階段の上りは何とかできても、下りは誰かに助けてもらわないと怖くてできません。コインを落として探す実験をしてみましたが、目は用をなさず、手探りで探すしかありません。そのコインで自動販売機の飲み物を買う実験もしましたが、どの飲み物を買うか、目を近づけてよく見れば商品の一部が見えるのですが、時間がかかり、どれでもいいやという気分になります。そして、コイン投入口も目ではなく手で探り当て、何とかジュースを手に入れたのでした。そして、この形で視力検査をしますと、なんと〇・五も見えるのです。行動の不都合からいえば、〇・一も見えないだろうと思っていましたからびっくりです。視力というものが、いかに一面的な数値かを知らされた瞬間でした。

本書では「視力」だけでは到底語りつくせない目の持つ力を、できるだけ易しく、しかし存分に伝えようと企図しました。前著『目は快適でなくてはいけない』では、目の病気にまつわる話に力点を置きましたが、今度は人間が持つ目の驚異的機能とその多面性、多様性を中心に置きました。病気の話もあちこちに出ますが、それは目力の驚異を知っていただくためであります。

終章では、論壇誌『Ｖｏｉｃｅ』（ＰＨＰ研究所）に発表した論考を皮切りに、眼科コメディカル向け雑誌『眼科ケア』（メディカ出版）に連載しているエッセイ「私の提言、苦言、放言」を一般向けに改変したものなどを主に収載しました。医療を市場原理で進めようと誤った処方箋を出してしまったこの国の施策は、医療をする側、受ける側双方に甚大な犠牲を出し始めていることなど、目の健康を守ろうとする我々の叫びを聞いてください。目力にあまり関心のない方でも、本書を手にした方すべてに読んでいただきたい章でもあります。

『続・目は快適でなくてはいけない』とも称すべき私の目論見を深く理解され、『目力の秘密』として出版に結び付けてくださった、前著の出版社「人間と歴史社」の佐々木久夫社長、制作を担当された井口明子氏、多少硬い話の入るところを素敵な挿絵で和らげていただいた山林茜さん、装丁の妹尾浩也氏に心より感謝いたします。また週刊誌の対談でお目にかかった作家渡辺淳一先生に推薦の言葉をいただけたのは、嬉しい限りです。

本書の準備中、眼科臨床と人々への目の健康に関する啓発に生涯力を注いだ、井上眼科病院理事長井上治郎先生が鬼籍に入りました。私を学問の世界から自分と同じ臨床の世界に引き込み、啓発の大切さを身を以って教えて下さった井上先生に本書を捧げます。本書が、ひとりでも多くの読者の目に止まり、眼や、脳や、心や身体の栄養になれば著者として望外の喜びです。

若倉雅登

二〇〇八年六月

著者略歴

若倉　雅登（わかくら　まさと）

1980年北里大学大学院医学研究科博士課程終了、医学博士。グラスゴー大学シニア研究員、北里大学医学部助教授（眼科学担当）を経て2002年11月より、医療法人社団済安堂井上眼科病院院長、東京大学、北里大学非常勤講師。専門は主として神経眼科（眼窩、斜視を含む）およびぶどう膜疾患。2006年11月会長として国際神経眼科学会総会を増上寺で開催。現在、日本神経眼科学会理事長、アジア神経眼科学会副会長、日本眼科学会評議員、メンタルケア協会評議員。
主な著書：「視覚情報処理」（メジカルビュー社、編著）、「アトラス　視神経乳頭のみかた・考え方」（医学書院、共著）、「神経眼科外来」（メジカルビュー社、編著）、「中途視覚障害者のストレスと心理臨床」（銀海舎、共著）、「目がしょぼしょぼしたら―眼瞼けいれん？」（メディカルパブリケーションズ、共著）、「解決！目と視覚の不定愁訴・不明愁訴」（金原出版、編著）、「目は快適でなくてはいけない」（人間と歴史社）、「神経眼科をやさしく理解するための視覚と眼球運動のすべて」（メジカルビュー社、共著）など。近年は医療エッセイを手がけている。

目力《めぢから》の秘密《ひみつ》

2008年9月1日　初版第1刷発行

著者　**若倉雅登**
発行者　**佐々木久夫**
発行所　**株式会社人間と歴史社**
東京都千代田区神田駿河台3-7　〒101-0062
電話　03-5282-7181（代）／FAX　03-5282-7180
http://www.ningen.rekishi.co.jp
装丁　**妹尾浩也**
印刷所　株式会社シナノ

ISBN 978-4-89007-171-5

音楽で脳はここまで再生する

脳の可塑性と認知音楽療法

木沢記念病院中部療護センター脳神経外科部長
奥村 歩

J-popで脳が蘇った?!

脳科学が解き明かした音楽の力

交通事故で大きく損傷された脳が多彩な音楽的刺激によって奇跡的な再生を遂げていくプロセスを感動的に描きつつ、脳に秘められた驚くべき可塑性と音楽の力を最新の脳科学で解き明かす!「音楽する脳」の残存能力を手がかりに、脳のネットワークを再構築し、認知機能を活性化させる認知音楽療法の全貌に迫る! 音楽療法の評価法を付説。

定価:2,310円(税込)
四六版上製 275頁　ISBN 978-4-890007-169-2

ガンディー「知足」の精神

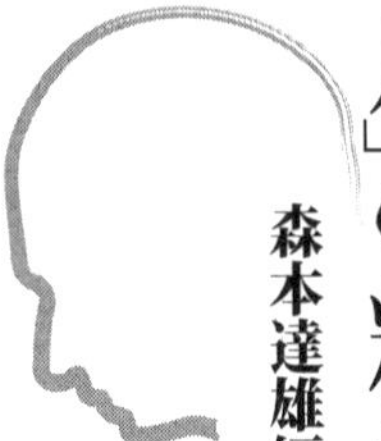

森本達雄編訳

「環境の世紀」を拓く東洋の知恵！

本書はガンジーの著作から思想のエッセンスを訳出、「非暴力」（アヒンサー）など重要なキーワードをもとに再構成した。ガンジー思想の今日的意義を自身の解説などで問い直してもいる。たとえば「時代錯誤」と批判された反機械論や反文明論については、現代の核拡散問題や環境破壊を例に「人類・地球存亡の危機への最初の痛烈な警鐘の一打であった」と指摘する。また、「文明は、需要と生産を増やすことではなく……欲望を減らすこと」というガンジーの「知足」の精神については「今日の先進社会に生きるわれわれへの深い反省とメッセージ」ととらえる。非暴力・不服従を提唱して英国から祖国を独立に導いたガンジーの思想の背景には、様々な宗教を超えた「世界宗教」の理想があったとして、パレスチナ問題などを再考する手掛かりも提供する。本書には、現代人が見失った「東洋の英知」ともいうべき精神のありようが、ガンジーの長年の実践に裏づけられた珠玉の言葉としてちりばめられている。朝日新聞評（6月12日付）

定価：2,100円（税込）　ISBN 978-4-89007-168-5